CONTRIBUTION

A L'ÉTUDE EXPÉRIMENTALE

DES NÉPHRITES

PAR

U. GERMONT

Docteur en médecine de la Faculté de Paris,
Ancien interne des hôpitaux.

PARIS

O. DOIN, LIBRAIRE-EDITEUR

8, PLACE DE L'ODÉON, 8.

1883

CONTRIBUTION

A L'ÉTUDE EXPÉRIMENTALE

DES NÉPHRITES

PAR

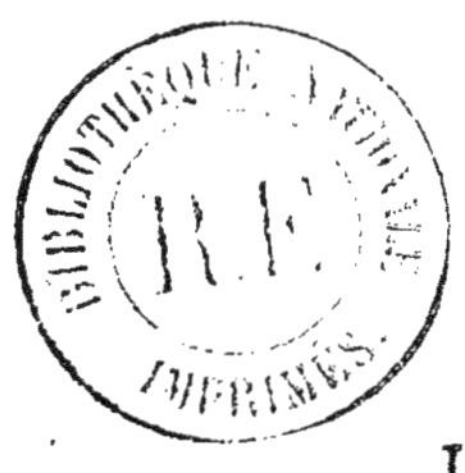

U. GERMONT

Docteur en médecine de la Faculté de Paris,
Ancien interne des hôpitaux.

PARIS

O. DOIN, LIBRAIRE-EDITEUR

8, PLACE DE L'ODÉON, 8.

1883

CONTRIBUTION

A L'ÉTUDE EXPÉRIMENTALE

DES NÉPHRITES

Les néphrites se développent chez l'homme dans des conditions étiologiques très multiples, et que l'observation clinique s'est attachée à déterminer avec soin. On sait qu'elles se produisent dans le cours ou à la suite des maladies infectieuses, la scarlatine, la fièvre typhoïde, l'impaludisme, la diphthérie, etc.; qu'elles sont une conséquence fréquente de certains états diathésiques, la goutte, la syphilis, par exemple; qu'elles s'observent souvent dans les empoisonnements aigus ou chroniques par des substances toxiques, telles que la cantharidine, le plomb, l'alcool, le mercure, l'acide chromique, etc. Il existe aussi une catégorie spéciale de néphrites, dites chirurgicales ou ascendantes, et qui sont consécutives à des lésions des voies urinaires (cystites, rétrécissement de l'urèthre, hypertrophie de la prostate, etc.). Enfin, l'on sait l'influence incontestable qu'exercent sur le développement des néphrites le refroidissement, les irritations cutanées, et une foule d actions nerveuses, directes ou réflexes, et dont l'histoire est encore à peine ébauchée.

Quand il s'est agi d'interpréter le mode d'action de cette variété infinie d'influences étiologiques et d'établir la pathogénie des néphrites, la plupart des pathologistes ont eu recours à des explications plus ou moins ingénieuses, basées sur les effets *probables* que, dans l'état actuel de nos connaissances sur la physiologie du rein, tel ou tel agent morbide doit exercer sur cet organe.

C'est ainsi qu'on a admis (et l'induction est justifiable) que les substances infectieuses ou toxiques agissent sur le rein pendant qu'elles s'éliminent, et qu'elles altèrent ainsi directement les vaisseaux et les épithéliums sécréteurs de l'organe.

Dans une deuxième catégorie, on a rangé les causes qui entraînent des troubles d'irrigation sanguine, et créent au cours du sang artériel ou veineux un obstacle qui retentit sur la nutrition rénale.

Un troisième groupe étiologique comprend les altérations des voies urinaires qui gênent l'écoulement de l'urine ou en altèrent la composition. Et, enfin, il y a lieu de tenir compte du système nerveux dans la production de certaines lésions rénales qui ne rentrent point dans les catégories précédentes, ou que l'on ne peut expliquer autrement.

Une pareille classification, que je n'ai fait qu'esquisser, repose sur une sorte de *postulatum* anatomique : elle suppose, en fait, que le point de départ des lésions se trouve dans les épithéliums sécréteurs (néphrite parenchymateuse), ou dans les glomérules (glomérulo-néphrite), ou dans les vaisseaux et le tissu conjonctif interstitiel (endartérite, périartérite, congestion active ou passive, néphrite interstitielle), ou dans les tubes collecteurs (néphrite ascendante), ou dans les troubles nerveux réflexes, sympathiques (néphrites *a frigore*, etc.). Une telle classification n'a rien que de rationnel : théoriquement, elle doit être vraie; mais ce qui lui manque, ce sont des bases anatomiques solides.

Les documents puisés dans la pathologie humaine ne peuvent être, à cet égard, que d'une utilité restreinte, vu que les lésions rénales constatées à l'autopsie sont, dans l'immense majorité des cas, déjà arrivées à un degré d'ancienneté ou d'intensité tel qu'il est impossible de retrouver la filiation et la subordination des lésions. Une telle détermination (capitale au point de vue pathologique auquel je me place exclusivement) exige un certain nombre de conditions que la clinique ne réalise que très exceptionnellement. C'est d'abord la rigueur de la notion causale : une cause *unique*, bien établie, intervenant dans la production du phénomène; c'est ensuite la possibilité de graduer l'*intensité* de l'action morbide, et d'établir ainsi la relation entre l'énergie de la cause et la profondeur de l'extension de la lésion ; c'est enfin, et surtout, la même possibilité de déterminer et de graduer la *durée* de l'action morbide, et partant d'assister à l'évolution de la lésion.

Il était donc utile d'entreprendre et de poursuivre systématiquement l'étude des altérations provoquées, dans des conditions bien précises, sur les divers éléments du rein, de déterminer les conséquences de la lésion de telle ou telle partie des différents systèmes qui constituent un tube urinifère, depuis le glomérule jusqu'aux tubes collecteurs de la papille, des glomérules, des artères, des veines, etc.

De nombreux travaux ont déjà été publiés dans cette direction, et je dois citer tout particulièrement ceux de MM. Ollivier, Charcot et Gombault, Cornil, Straus, en France, et de MM. Conheim, Litten, Weigert, Aufrecht, en Allemagne.

J'avais pensé, un moment, qu'il était possible de rapprocher ces travaux, d'en vérifier les résultats et d'en tirer les conclusions générales qu'ils impliquent; mais je ne tardai pas à acquérir la conviction qu'un programme aussi vaste était au-dessus de mes forces.

Je me suis donc borné à faire un certain nombre d'expériences, dans le but d'élucider quelques points spéciaux du chapitre si compréhensif des néphrites.

Le rapport qui existe entre les lésions conjonctives et les lésions épithéliales, le rôle que revendiquent les altérations vasculaires dans la production des néphrites, les processus qu'entraînent les troubles ischémiques et les obstacles à l'écoulement de l'urine trouveront peut-être dans ces recherches quelque éclaircissement.

La plupart de mes expériences ont été faites au laboratoire d'histologie de l'amphithéâtre des hôpitaux.

CHAPITRE I.

Les lésions histologiques du rein consécutives à l'empoisonnement par la poudre de cantharides ou ses dérivés, teinture de cantharides, cantharidine, ont été étudiées dans ces dernières années par M. Browicz et M. le professeur Cornil et tout dernièrement par M. Aufrecht.

Les deux premiers expérimentateurs sont arrivés à cette conclusion que l'empoisonnement cantharidien déterminait surtout et primitivement des altérations épithéliales, tandis que M. Aufrecht est venu annoncer qu'il avait, en outre, pu provoquer une néphrite interstitielle. Pendant plusieurs mois, j'ai fait de nombreuses expériences sur ce sujet, tant sur les lapins que sur les cochons d'Inde, et j'ai vu que dans les conditions, en apparence les plus semblables, les résultats variaient singulièrement, et que les lésions rénales se traduisaient par des modifications épithéliales, conjonctives ou vasculaires, les plus diverses suivant les cas. Aussi, dans l'état actuel de nos connaissances, il me paraît impossible de donner une description systématique de la néphrite cantharidienne et je crois que l'on doit se borner à décrire des faits particuliers ou des catégories de faits.

A. Les expériences de M. Cornil ont porté sur des lapins auxquels il injectait dans le tissu cellulaire sous-cutané de 0 gr. 01 à 0 gr. 005 de cantharidine dissoute dans l'éther acétique. Avec ces doses, l'animal abandonné à lui-même meurt au bout d'une demi-heure, d'une, deux, trois ou quatre heures.

Pour bien étudier les lésions de l'empoisonnement aigu et leur succession, M. Cornil sacrifiait les lapins intoxiqués de quart d'heure en quart d'heure.

Vingt minutes après l'injection, les cellules qui tapissent les capsules de Bowman sont tuméfiées ainsi que leurs noyaux, et dans la cavité de la capsule il y a un épanchement de liquide et de globules blancs. Les cellules des tubes contournés sont remplies de granulations et comme noyées dans un liquide granuleux.

Ces phénomènes s'accentuent pendant la première heure, les cellules plates de la capsule sont tuméfiées, et beaucoup d'entre elles se détachent en devenant sphériques et tombent dans la cavité du glomérule. En même temps, l'épithélium des tubes contournés est comme lavé, plus transparent qu'à l'état normal; la lumière de ces tubes est distendue et contient un liquide rempli de fines granulations hématiques; on y rencontre aussi des globules sanguins venant des glomérules. Jusqu'à ce moment, les voies d'excrétion de l'urine — les anses de Henle, les tubes droits et les tubes collecteurs — sont absolument intactes.

Lorsque l'empoisonnement a duré plus longtemps, de une heure et demie à deux heures, les lésions s'étendent aux tubes droits et aux tubes collecteurs. Les cellules de revêtement des tubes collecteurs sont devenues polyédriques au lieu d'être cylindriques, et elles se sont aplaties par pression réciproque au lieu d'être allongées. De plus, elles se sont multipliées au point de remplir toute la cavité des tubes. « Dans les tubes droits et dans les tubes collecteurs, on peut voir le long de leur paroi et appliquées contre elle des cellules qui ont la forme d'un coin, qui sont situées entre les cellules pavimenteuses, qui s'aplatissent par leur base contre la paroi et qui s'interposent entre deux cellules par leur extrémité. » Ces cellules, pour M. Cornil, proviennent d'une diapédèse des globules blancs ; elles sont, en effet, le plus souvent accolées contre la paroi des tubes et, en dehors de la paroi, il existe habituellement des globules blancs situés dans le tissu conjonctif.

En résumé, l'empoisonnement suraigu par la cantharidine « détermine d'abord sur le rein, presque aussitôt après son introduction sous la peau, la sortie des globules blancs et des globules rouges des vaisseaux glomérulaires, l'imprégnation et le gonflement des cellules de la capsule, des glomérules et des tubes contournés par un liquide contenant des granulations hématiques ; peu de temps après, il se manifeste une inflammation des tubes droits et collecteurs, caractérisée par une modification de la forme de leurs cellules et par la migration des leucocytes ».

B. L'intoxication suraiguë, ne permettant aux animaux qu'une survie de quelques heures, ne peut servir évidemment à étudier l'évolution d'un processus histologique. Elles montre, il est vrai, les lésions à leur début ; mais l'on peut se demander si ce sont les mêmes éléments qui réagissent ou s'ils réagissent de la même manière lorsque l'organe est soumis à une perturbation moins violente.

Pour répondre à cette question, M. Cornil a fait prendre à un chien pendant la durée d'un mois de petites doses de poudre de cantharide, insuffisantes pour causer la mort et répétées tous les deux ou trois jours. « Les reins de cet animal lui ont montré toutes les lésions qu'on observe dans la néphrite albumineuse aiguë ou subaiguë de l'homme. »

« Il existait, entre la capsule du glomérule et les vaisseaux, un exsudat réticulé contenant quelques globules blancs ou rouges en petit nombre. Les cellules de la capsule étaient tuméfiées et les anses glomérulaires souvent adhérentes entre elles. Les tubes contournés de la substance corticale très dilatés contenaient dans leur lumière agrandie quelques globules blancs ou des boules claires ou grenues de volume très variable, tantôt très petites, tantôt beaucoup plus volumineuses que les globules blancs. Dans d'autres tubes également dilatés, la lumière était obstruée par un exsudat réticulé dont les travées plus ou moins fines, enserrant des globules rouges, convergeaient du bord libre des cellules épithéliales vers le centre du tube.

«Les cellules épithéliales, qui forment toujours une couche non interrompue, appliquées contre la paroi des tubes contournés étaient tuméfiées à un degré variable ; quelques-unes étaient surmontées d'une boule claire et transparente faisant saillie dans la lumière du tube. Quelques cellules épithéliales, peu nombreuses, il est vrai, montraient dans leur intérieur des cavités et étaient transformées en de grandes vésicules transparentes. » En outre de leur tuméfaction les cellules des tubes contournés présentaient souvent des granulations graisseuses.

Il existait le long des artérioles glomérulaires une quantité notable de petites cellules rondes indiquant une néphrite interstitielle à son début.

M. Browicz a obtenu de même, par l'intoxication cantharidienne, une néphrite parenchymateuse, caractérisée par la présence d'un exsudat entre le glormérule et la capsule de Bowman, la tuméfaction trouble des épithéliums des tubes contournés assez prononcée pour obturer souvent la lumière du tube et la diapedèse des globules blancs que l'on retrouve, tant au niveau du revêtement épithélial que dans l'intérieur des canalicules. Les cellules épithéliales des canalicules droits avaient subi la tuméfaction trouble, mais n'étaient pas autrement altérées.

La néphrite cantharidienne est donc bien pour MM. Browicz et Cornil une néphrite parenchymateuse et M. Cornil terminait son mémoire publié dans le *Journal de l'anatomie et de la physiologie* par cette conclusion que je cite en entier : « Si nous admettions la dualité des néphrites albumineuses, aussi absolue qu'elle a été formulée depuis quelques années, et que nous dussions classer la néphrite cantharidienne soit dans la néphrite parenchymateuse, soit dans la néphrite interstitielle, nous n'hésiterions pas à la ranger dans la première catégorie. Le tissu conjonctif, en effet, n'est pas lésé : il sort des vaisseaux glomérulaires et des capillaires du liquide des globules rouges et blancs, comme dans toute inflammation avec exsudat ; mais c'est surtout dans les lésions de l'épithélium qui tapisse les voies d'excrétion de l'urine que consistent les altérations. Cependant il peut y avoir des cellules migratrices dans le tissu conjonctif en sorte qu'à la rigueur on pourrait lui appliquer le nom de néphrite mixte ou totale. »

C. Les recherches d'Aufrecht ont donné un résultat différent. En injectant de petites doses de cantharidine, 0 gr.0025 en suspension dans de l'huile, dans le tissu conjonctif sous-cutané de lapins, cet auteur prétend avoir pu reproduire toutes les formes de néphrite « à savoir la néphrite parenchymateuse, la néphrite interstitielle diffuse et la rétraction du rein ». Ainsi, chez un lapin vigoureux qui avait reçu 25 injections dans le cours de quatre mois. M. Aufrecht a observé un ratatinement des reins qui, à l'examen histologique, présentaient des lésions semblables à celles de la néphrite interstitielle de l'homme. Malheureusement la description histologique est très incomplète.

Chez un cobaye adulte et vigoureux, mort dans le collapsus avec un abaissement très prononcé de la température quatre jours après l'injection d'une solution contenant 0gr.002 de cantharidine, j'ai pu étudier la néphrite interstitielle à son début. Les lésions conjonctives ne sont point généralisées ; elles se sont cantonnées sur des glomérules isolés et sur les tubes droits des rayons médullaires situés dans le voisinage des glomérules malades ; elles ont par suite une distribution très irrégulière.

Les glomérules intéressés le sont à des degrés différents ; les uns sont volumineux, infiltrés de gros noyaux et accolés contre la capsule de Bowman qui n'est point épaissie ; d'autres paraissent flétris et anémiés comme si les noyaux tuméfiés avaient créé un obstacle au cours du sang ; d'autres enfin déjà atrophiées sont en train de se transformer en une petite masse *fibreuse*. Autour de ces derniers surtout la capsule est considérablement épaissie et infiltrée de noyaux, principalement au voisinage de l'artériole afférente. Cette infiltration ne s'arrête point à la capsule ; elle pénètre souvent. entre les tubes voisins, les dissocie et s'étend jusqu'au voisinage d'un faisceau de tubes droits ou d'un glomérule également envahi par l'inflammation. Les lésions des tubes droits paraissent subordonnées à celles des glomérules : plus le glomérule est atrophié et la capsule de Bowman épaissie et plus les altérations des tubes droits des rayons médullaires correspondants sont prononcées. Les cellules épithéliales proliférées et ayant subi la régression nucléaire remplissent la lumière du tube qui est environnée d'une bande plus ou moins épaisse de tissu conjonctif embryonnaire ou déjà modelé.

Les cellules des tubes contournés sont granulo-graisseuses (tuméfaction trouble) ; elles sont tuméfiées et remplissent complètement la lumière des tubes. Ceux-ci contiennent peu ou point de cylindres, et l'on note seulement par endroits un exsudat réticulé. Dans les interstices on trouve bien quelques noyaux isolés ; mais cette lésion n'a rien de comparable à l'infiltration parfois excessive qui existe autour des tubes droits et des glomérules malades. Celle-ci se retrouve autour des artérioles afférentes qui se rendent aux glomérules intéressés, tandis que les troncs plus volumineux ne présentent pas de lésion appréciable.

Les veines très dilatées sont gorgées de sang.

Au niveau de la pyramide il existe une congestion très intense des veines et des capillaires ; mais il n'y a point d'infiltration nucléaire.

Si l'on examine à un faible grossissement une coupe colorée au picro-carmin, on retrouve, quoique avec moins de régularité, les apparences que MM. Charcot et Gombault ont si bien décrites dans la néphrite saturnine expérimentale : au centre du lobule une tache rouge, irrégulière, répondant aux tubes droits, à la périphérie des bandes rouges incomplètes qui réunissent les glomérules et par places des tractus intermédiaires, réunissant la tache centrale aux glomérules sclérosés.

Il s'agit ici, comme on le voit, d'une néphrite à la fois conjonctive et épithéliale, mais où l'altération principale et prédominante a porté sur quelques glomérules et sur les tubes urinifères qui sont en continuité anatomique avec eux, sans dépasser, toutefois, la région intermédiaire. Autour de ces « systèmes glomérulaires », comme les appelle M. Charcot, la lésion conjonctive est le phénomène saillant. Mais je ne puis dire si elle est primitive, si des lésions épithéliales n'ont pas ouvert la scène ; je ferai seulement remarquer que l'altération épithéliale est générale, s'étend à tous les tubes contournés, tandis que la lésion conjonctive est limitée à certains systèmes glomérulaires. Il est donc probable que celle-ci correspond à un processus

histologique spécial et indépendant des lésions épithéliales ;
mais je n'en ai point de preuves directes.

D. Chez un lapin, auquel j'avais injecté à onze reprises
différentes, dans l'espace de quinze jours, des doses de cantharidine variant de 0 gr. 001 à 0 gr. 003, j'ai observé des
lésions toutes différentes intéressant presque exclusivement les tubes collecteurs.

Les glomérules sont un peu congestionnés ; les épithéliums qui tapissent la capsule sont tuméfiés et en partie
détachés, la capsule elle-même n'est ni épaissie ni infiltrée
de noyaux ; entre elle et le glomérule on trouve parfois un
exsudat réticulé, emprisonnant des globules blancs ou des
cellules desquamées mais cette altération est rare. Les
cellules épithéliales des tubes contournés sur des coupes
colorées par l'éosine hématoxyline, après durcissement
dans la liqueur de Müller et l'alcool, paraissent intactes ;
le noyau se colore vivement en bleu violet foncé, tandis
que le protoplasma prend une teinte rosée. Ce n'est que
d'une manière exceptionnelle que ces tubes contiennent
des cylindres hyalins.

La branche ascendante de Henle ne présente également
aucune lésion appréciable. Les altérations sont au contraire
très prononcées sur les épitheliums des tubes collecteurs.

Sur une coupe passant à la base des rayons médullaires,
on voit des cylindres dans la plupart de ces tubes : a. cylindres à cercles concentriques peu ou point colorés par
le réactif ; b. cylindres finement granuleux et d'une teinte
sombre ; c. cylindres absolument incolores et pâles. Un
grand nombre de ces cylindres emprisonnent des cellules
épithélioïdes ; et il y en a beaucoup qui sont exclusivement
formés de débris épithéliaux résultant d'une desquamation
tubulaire.

On ne trouve point entre les cylindres hyalins ou muqueux, d'une part, et les cellules de revêtement, d'autre part, ces boules claires qui, comme l'a prouvé M. Cornil, sont souvent l'origine des cylindres eux-mêmes. Mais les cellules du revêtement présentent souvent des vacuoles qui occupent la région basale de l'épithélium, et refoulent le protoplasma et le noyau vers la lumière du tube, où tous les noyaux sont presque continus. On voit nettement les limites des cellules marquées par des lignes très fines qui, partant de leur bord libre, vont se fixer à la paroi propre du tube. A côté des tubes, dont les cellules présentent cette altération, il y en a d'autres dont les cellules sont aplaties par les cylindres volumineux. Sur la même coupe, on reconnaît aisément les branches grêles de Henle qui contiennent, comme les tubes collecteurs, des cylindres hyalins ou muqueux, et dont les cellules peuvent avoir également subi la transformation vacuolaire.

On retrouve dans les gros tubes collecteurs de la pyramide, jusque dans la papille, les mêmes lésions que dans les tubes collecteurs des rayons médullaires et de la substance intermédiaire. Ce s tubes renferment de gros cylindres hyalins qui, sur une coupe longitudinale, apparaissent comme tassés, et qui renferment des éléments cellulaires dont le noyau est coloré en violet. Les cellules de revêtement, au lieu d'être régulièrement cylindriques, sont devenues cubiques, aplaties ; il en est un grand nombre qui sont desquamées et en train de se fusionner entre elles.

Nulle part, ni dans la substance corticale ni dans la substance médullaire, il n'existe de sclérose ni de prolifération embryonnaire du tissu conjonctif. Les gros troncs veineux et les capillaires sont congestionnés. Les parois des petites artères renferment un plus grand nombre de noyaux qu'à l'état normal, mais il n'y a point d'infiltration péri-vasculaire.

Des expériences précédentes, il semble donc qu'on est autorisé à conclure que la néphrite cantharidienne aiguë, subaiguë ou chronique, ne revêt pas une forme anatomique spéciale. MM. Browicz et Cornil ont observé une néphrite parenchymateuse, et j'ai pu souvent vérifier leur description ; M. Aufrecht a vu la néphrite interstitielle, et le fait qui précède peut être considéré comme un cas de néphrite catarrhale.

A quoi tiennent ces différences ? Il est probable que l'on doit tenir compte, en une grande mesure, de l'intensité avec laquelle a agi la substance toxique, c'est-à-dire de la *dose*, et en second lieu du *temps* pendant lequel elle a agi. Cependant, ces deux éléments sont insuffisants pour expliquer la variété des phénomènes. Ainsi M. Aufrecht, tout en faisant remarquer que les animaux les plus forts et les plus vigoureux résistent le plus longtemps et supportent les plus grandes doses, note la mort rapide, avec néphrite parenchymateuse aiguë, d'une femelle vigoureuse qui avait à peine achevé sa lactation et chez laquelle les glandes lactifères n'étaient pas encore revenues à l'état normal : une seule injection de 0 gr.,0025 fut mortelle.

M. Cornil dit de même : « Les injections sous-cutanées de cantharidine déterminent rapidement chez le chien de grands abcés avec décollement de la peau, et lorsqu'on garde deux ou trois jours un chien avec ces abcès, on peut penser que cette pyohémie n'est pas sans exercer une influence sur les lésions des organes internes et sur le résultat de l'expérience. »

N'est-il pas possible, également que les lésions des autres viscères, sur lesquels la cantharidine porte son action en même temps que sur le rein, aient une influence sur la forme anatomique de la détermination rénale. De nou-

velles expériences faites dans des conditions bien détermi-
nées, et dans lesquelles on ne négligera pas l'état du sang
(au point de vue de la leucocytose possible, par exemple)
et des autres organes, peuvent seules résoudre les diffi-
cultés.

CHAPITRE II.

On peut agir expérimentalement sur le rein par la voie
artérielle, de différentes manières : en liant l'artère rénale
directement, d'une manière complète ou partielle, permanente ou temporaire, en anémiant indirectement le rein par
le retrécissement de l'aorte, au-dessus de l'origine des artères rénales, ou, au contraire, en congestionnant l'organe
par le retrécissement de l'aorte, au-dessous de l'origine de
ces artères. On peut aussi injecter, par la carotide ou même
par l'artère rénale, des poussières fines (poudre de lycopode,
poudre de tabac), dans le but de provoquer des infarctus.
Enfin, on peut irriter l'artère rénale par toutes sortes d'a-
gents chimiques ou infectieux.

Les expériences, en un mot, peuvent être variées et com-
binées à l'infini, et ce serait une tâche ingrate de résumer
tous les travaux qui ont eu pour but de modifier la circulation rénale. Je me bornerai donc à indiquer les princi-
paux résultats obtenus, ou plutôt, je n'étudierai que deux
points : *a*.) l'anémie artérielle consécutive à l'oblitération
temporaire ou permanente de l'artère rénale, et *b*.) les
infarctus du rein.

I.

A. La ligature incomplète (rétrécissement plus ou moins
prononcé) de l'artère rénale donne des résultats variables
et très inconstants. Von Platen prétend qu'elle peut a me-

ner la dégénérescence graisseuse des épithéliums des tubes contournés, et que, dans d'autres circonstances, elle na-mène que l'atrophie simple du rein. Par le rétrécissement du calibre de l'aorte, au-dessus de l'origine des artères rénales, Zielonko a obtenu, comme von Platen, la degénérescence graisseuse. Dans un cas où j'ai laissé survivre l'animal pendant quatre semaines, la seule lésion que j'ai pu constater était l'anémie. Le rein avait le même volume et à peu près le même poids que le rein du côté opposé, et il n'y avait aucune lésion appréciable ni des vaisseaux, ni des glomérules, ni des cellules épithéliales. Il est aisé de comprendre que cette méthode de recherche ne puisse donner que des résultats incertains, car on ne peut déterminer le *degré* du rétrécissement artériel que l'on produit.

La méthode de Litten, au contraire, qui consiste à oblitérer complètement l'artère rénale pendant un temps connu et à rétablir ensuite le cours libre de la circulation, permet de répéter les expériences dans des conditions identiques et d'arriver ainsi à des résultats comparables.

Litten a constaté qu'une interruption de la circulation rénale pendant une heure et demie ou deux heures, se traduisait par des altérations spéciales des épithéliums, variables suivant l'époque à laquelle on sacrifiait les animaux après l'expérience.

Voici comment il procédait : il jetait une ligature sur l'artère rénale gauche, — ses expériences étaient faites sur des lapins, — refermait grossièrement la plaie, et, au bout d'une heure et demie, de deux heures ou de quatre heures, il sectionnait les fils de la ligature, constatait qu'il n'y avait pas de thrombose veineuse, que la circulation artérielle s'était rétablie, et il fermait définitivement la plaie.

Si l'on examine le rein *immédiatement* après une ligature de deux heures, on n'observe pas d'autres lésions qu'une injection considérable des gros vaisseaux et des capillaires, une diapédèse des globules rouges, et parfois des cylindres formés de globules sanguins dans les tubes droits. Les épithéliums paraissent intacts.

Si l'on attend vingt-quatre heures, après une ligature de deux heures de durée, il existe déjà des lésions profondes de l'épithélium des canalicules urinifères. Dans la substance corticale et dans la substance intermédiaire les épithéliums sont gonflés, hyalins et en partie fusionnées et le noyau a disparu ou s'est divisé en fragments qui se laissent encore colorer par les procédés ordinaires. Par places, les épithéliums altérés contiennent des granulations très réfringentes qui se dissolvent par les acides. Les épithéliums ainsi altérés se présentent sous la forme de cylindres creux, dont la lumière est occupée par un réseau fibrineux à mailles très serrées. C'est là la *nécrose de coagulation* des auteurs allemands.

Ces lésions sont cantonnées dans les tubes contournés et dans les tubes droits de la substance intermédiaire, c'est à peine si l'on voit quelques épithéliums nécrosés dans les tubes collecteurs de la papille. Là les cellules de revêtement sont intactes, bien que la lumière des tubes soit remplie par des cylindres hyalins et très peu réfringents.

Le tissu conjonctif interstitiel et les glomérules ne laissent voir aucune altération. Il en est de même des vaisseaux qui sont du reste parfaitement perméables, comme le montrent les injections.

Si l'on ne sacrifie les animaux que *plusieurs jours* après la ligature temporaire de l'artère, on voit que les lésions s'accentuent progressivement, jusqu'à ce que l'organe subisse une métamorphose régressive, c'est-à-dire une atrophie avec ratatinements circonscrits.

Une des modifications les plus importantes que subissent les parties atteintes de nécrose, c'est la *calcification*

Nous avons vu qu'au bout de vingt-quatre heures certains
épithéliums nécrosés contenaient des granulations bril-
lantes fortement réfringentes et qui disparaissaient en présence des acides. Dans les jours suivants ces granulations
augmentent de nombre, deviennent plus volumineuses, et
finalement envahissent la totalité des tubes nécrosés. Dix
jours après l'opération, les reins prennent à l'œil nu un
aspect gris blanc et sont assez durs pour ébrécher le rasoir.
Mais la pétrification ne s'étend jamais à la papille. Il n'est
pas douteux qu'il s'agit là d'un dépôt de sels de chaux, de
carbonate ou de phosphate de chaux. En effet, l'acide
nitrique les fait disparaître en partie avec production de
gaz ; l'acide chlorhydrique les dissoud complètement et si
l'on se sert d'acide sulfurique, on voit se former presque
aussitôt d'innombrables cristaux aciculaires de sulfate de
chaux (Prévost et Cotard, Vulpian).

Ces dépôts calcaires n'existent que dans les parties
qui ont été nécrosées ; on ne les retrouve donc ni dans
les vaisseaux, ni dans les glomérules, ni dans la papille.

Au bout de quelques semaines, les vaisseaux qui étaient
restés pendant plusieurs jours perméables s'oblitèrent par
suite du ratatinement atrophique du rein ; ils ne se laissent
plus traverser par les injections.

La lésion n'intéresse pas tous les tubes de la substance
corticale : il y en a qui restent intacts, parce que la faible
quantité de sang qui a continué de parcourir l'organe au
moment de la ligature a cependant suffi pour empêcher
leur mortification.

Même au bout de quelques semaines, on les retrouve au
milieu des régions calcifiées, et d'après M. Litten, ils seraient le point de départ de processus de régénération. Je
me borne à constater ce fait que je n'ai d'ailleurs point
constaté,

Une condition nécessaire à la production de ces altérations secondaires à l'anémie artérielle, c'est l'emploi de précautions antiseptiques.

MM. Grawitz et Israël dans leurs recherches expérimentales sur l'hypertrophie du cœur ont obtenu des résultats analogues, mais en somme différents. Suivant eux les lésions massives de la substance corticale et les phénomènes secondaires qui se produisent dans les expériences de Litten seraient liés à une altération de l'artère consécutive à la ligature elle-même ; ils ont donc eu recours au procédé plus élégant du *pincement* de l'artère qui, tout en oblitérant le vaisseau, n'en altère point les parois.

Dans ces conditions ils ont pu déterminer, dans la substance corticale exclusivement, les lésions de la néphrite parenchymateuse caractérisées par la tuméfaction trouble et la fusion des cellules, la disparition de leur noyau, leur dégénérescence graisseuse et finalement le collapsus des tubes urinifères. A la néphrite parenchymateuse succéderaient ainsi l'atrophie rénale, lisse ou granuleuse, et, si l'on a pris des précautions antiseptiques suffisantes, il n'y aurait aucune lésion du tissu conjonctif interstitiel ni des vaisseaux ou des glomérules.

Litten a son tour fait remarquer que le procédé « élégant » de MM. Grawitz et Israël est moins sûr que la ligature, lorsqu'il s'agit de produire une oblitération complète.

B. Les altérations qui se produisent dans le rein à la suite de l'oblitération *temporaire* de l'artère rénale sont le résultat de deux facteurs : 1° l'ischémie; 2° le rétablissement d'une circulation à peu près normale. Il importe d'étudier maintenant ce qui se passe lorsque l'on supprime le second de ces facteurs, c'est-à-dire lorsque l'oblitération artérielle est permanente.

Nous avons vu qu'après une ligature de deux heures, les vaisseaux et les glomérules restaient intacts, tandis que les épithéliums des tubes contournés étaient déjà frappés de mort. Si on laisse la ligature en place pendant plus longtemps, la mortification s'étend aux vaisseaux et aux glomérules. Cependant, si l'on examine au microscope un rein dont l'artère est liée depuis vingt-quatre heures, on ne constate aucune altération appréciable, car le rein se trouve dans les mêmes conditions que le rein d'un animal mort depuis le même temps, il ne s'est produit aucune modification secondaire nécrobiotique. Ces lésions se voient au contraire à la périphérie du territoire dépendant du vaisseau oblitéré lorsque l'on a lié, non le tronc lui-même de l'artère rénale, mais une de ses branches ; mais dans la partie centrale de ce bloc anémié, on voit à peine d'altérations épithéliales et les noyaux se laissent colorer.

Les choses se passent autrement lorsqu'il ne s'agit que de l'oblitération d'un petit réseau de l'artère rénale. La circulation capillaire et les courants lymphatiques sont suffisants pour entretenir un certain degré de nutrition, et le tissu qui se nécrose parcourra, sous l'influence du minimum de circulation qui persiste, toutes les altérations que nous avons vues se produire dans les reins après la ligature passagère de leurs artères, avec cette différence toutefois que la lésion intéressera non seulement les épithéliums, mais le tissu conjonctif, les vaisseaux et les glomérules.

II.

Cette oblitération permanente d'un réseau de l'artère rénale se trouve réalisée dans les infarctus que l'on a de fréquentes occasions d'observer sur la table d'autopsie ; et d'autre part l'expérimentation permet de reproduire aisément ces infarctus et d'observer les lésions aux différentes périodes de leur développement. Nous allons voir que les recherches précédentes jettent un nouveau jour sur ce point de la pathologie rénale qui a déjà servi de thème à de nombreuses controverses.

On a souvent l'occasion d'observer dans les amphithéâtres des hôpitaux des infarctus du rein, et l'on pourrait être tenté de croire que, sur ce point, la science est faite, d'autant plus que les descriptions des auteurs classiques les plus récents sont à peu près identiques. Mais il semble qu'au lieu d'observer directement ce qui se passe dans le rein, on a généralement appliqué à cet organe les notions générales que nous possédons sur les conséquences de l'oblitération vasculaire en général.

Cohnheim a vu que lorsqu'une artère terminale est obstruée, le territoire qui est en rapport avec cette artère ne reçoit plus de sang artériel ; le premier phénomène qui se produit est donc l'anémie. Mais au bout d'un certain temps, il se produit un courant veineux récurrent, et finalement la congestion passive remplace l'anémie. De plus, il s'est produit une désorganisation des capillaires et des petites veines, et la conséquence en est la diapédèse des globules rouges et des globules blancs qui infarcissent le domaine de l'artère oblitérée. Ce sont là les faits que Cohnhein a pu constater sur la langue de la grenouille. Si on applique ces données au rein, on comprend les descriptions un peu théoriques et pas absolument exactes que l'on donne de l'infarctus du rein. Voici, par exemple, ia description de MM. Cornil et Ranvier : « Comme ceux de la rate, avec lesquels ils ont la plus grande analogie de fréquence et de cause, ils s'observent à la surface de l'organe. D'un *rouge foncé intense* à leur début, ils font une légère saillie ; bientôt toute la partie rouge se décolore et devient jaune ; elle est entourée à sa périphérie par une zone de congestion. Sur une section de la substance corticale, l'infarctus montre une forme plus ou moins régulièrement conique à base dirigée du côté de la périphérie, et il occupe tout le terrain vasculaire d'une artériole. L'examen microscopique de sections de la partie altérée fait constater que les vaisseaux capillaires du rein sont remplis par une substance opaque, riche en granules d'hématine et de graisse, éléments qui proviennent de la fibrine et des globules du sang ; les cellules épithéliales sont granuleuses et opaques, infiltrées elles aussi de granules graisseux et en voie de destruction.... »

On a cependant fait remarquer depuis longtemps un fait bizarre, c'est que presque jamais on n'avait constaté la période hémorrhagique de l'infarctus du rein. L'infarctus du rein se présente en fait comme un « coin fibrineux » décoloré. Aussi déjà, en 1860, Beckmann en concluait que « le *début* de l'infarctus apparaît comme une région anémique du tissu rénal, limitée bientôt par l'ourlet rouge de la fluxion collatérale ». Mais, comme le dit Talma « la conception de l'infarctus hémorrhagique, après embolie de l'artère rénale, s'est si bien emparée de l'esprit des pathologistes, que les faits contradictoires ont été souvent faussés. On a confondu d'après le vieux type de l'infarctus hémorrhagique les hyperhémies de la subtance corticale et médullaire, les anémies des mêmes parties, les coins hyperhémiés et les coins anémiques avec le bourrelet rouge de la fluxion collatérale, les hyperhémies circonscrites dans des reins d'ailleurs anémiques, et les parties anémiées sur un fond hyperhémié. »

En réalité on doit reconnaître que si le courant veineux rétrograde se produit dans la langue de la grenouille lorsque l'artère principale a été liée, il n'en est point de même lorsqu'on lie l'artère rénale. Il est pourtant un fait qui semble donner raison à la théorie, c'est que lorsqu'on lie l'artère rénale, il se produit immédiatement une hyperhémie assez considérable du rein (Cohnheim) et, comme les artères sont considérées comme des artères terminales, il semble que le sang ait son origine dans les régurgitations veineuses. Mais l'explication paraîtra moins simple, si, à l'exemple de Cohnheim et Litten, on lie simultanément l'artère et la veine rénales. Très rapidement le rein devient plus grand et plus lourd et son poids augmente souvent du double ; il peut même se faire des hémorrhagies. A l'autopsie on voit que les vaisseaux, y compris les capillaires, sont fortement dilatés par le sang ; les canalicules uriniferes et particulièrement les tubes droits contiennent des cylindres formés par les globules du sang sortis des vaisseaux par diapadèse. La ligature de l'artère rénale n'a donc point supprimé tout afflux artériel dans le rein. C'est qu'en effet l'artère rénale n'est point, comme on l'a cru, une *artère terminale*. Ludwig a montré il y a déjà longtemps que l'on pouvait injecter les reins du chien par l'aorte, même lorsque les artères rénales étaient liées, et que ce résultat tenait aux anastomoses assez larges qui existent entre les branches de l'artère rénale et les branches de l'artère lombaire. Litten nous a appris que ce ne sont pas là les seules anastomoses que possède le rein, qui reçoit encore des troncs artériels venant par l'uretère de l'artère spermatique et se perdant dans la couche limitante de la pyramide. C'est donc à une circulation collatérale et non point à un courant rétrograde du sang veineux qu'il faut rapporter la congestion qui accompagne la ligature de l'artère rénale. Ce courant rétrograde, en effet, ne se produit pas lorsqu'on lie, comme l'a fait Litten, simul-

tanément l'artère rénale et l'uretère près du hile et que
l'on enlève la capsule adipeuse du rein, c'est-à-dire lorsque l'on supprime toutes les anastomoses artérielles. L'expérience suivante que j'ai répétée avec le même résultat
que Litten est également contraire à l'existence d'un courant veineux rétrograde. Si on lie l'artère rénale et si on
sectionne le rein dans toute son épaisseur, on constate que
l'hémorrhagie qui se fait sur la surface de section, n'est
pas arrêtée par la ligature de la veine rénale, tandis qu'elle
s'arrête immédiatement dès que la capsule adipeuse est
enlevée et que l'uretère est lié.

Enfin Talma fait remarquer justement que si le reflux
veineux rétrograde existe dans la langue de la grenouille,
cela tient à ce que la pression veineuse est *positive*. Dans
la rate également si l'infarctus est effectivement hémorrhagique dès le début, cela tient à ce que le sang de la
veine splénique qui doit encore traverser le foie avant
d'arriver au cœur, est soumis à une pression assez considérable. Mais les conditions sont toutes différentes pour
la veine rénale. La pression est nulle comme dans la veine
cave inférieure.

Mais tous ces raisonnements deviennent inutiles lorsque
l'on a recours à l'expérimentation qui permet d'observer
directement les phénomènes primitifs de l'infarctus.

Dans le cours de leurs recherches sur le *ramollissement
du cerveau*, MM. Prévost et Cotard observèrent souvent
des infarctus du rein et toujours ils reconnurent que l'anémie était le fait primitif de l'embolie de l'artère rénale,
contrairement à ce qui se passait pour la rate.

M. Lefeuvre, témoin de quelques-unes de leurs expériences, admit un moment les conclusions de MM. Prévost
et Cotard; il vit, comme eux, les taches blanches produites
par l'embolie des graines de tabac dans l'artère rénale;

mais un examen plus prolongé le conduisit finalement à soutenir que la lésion n'était pas représentée par les taches blanches anémiques, mais par les taches congestionnées environnantes. Une dissection minutieuse lui aurait en effet montré que l'embolus correspondait manifestement aux taches congestionnées, tandis que les branches de l'artère rénale répondant aux parties anémiées étaient libres.

M. le professeur Vulpian a repris la question dans son cours publié par le journal l'*Ecole de médecine*, 1875, et ses conclusions sont remarquables de justesse : « Dans la plupart des organes, l'infarctus récent est congestionné, plus ou moins rouge sombre ; dans *quelques organes, dans le rein surtout, la couleur de l'infarctus récent est pâle;* il y a évidemment une anémie de la région atteinte. De même, les infarctus récents font souvent une saillie plus ou moins marquée à la surface des organes, mais dans le rein ils sont plutôt déprimés ». M. Vulpian admet cependant, sur l'autorité de M. Lefeuvre, que dans certains cas la congestion peut être le phenomène initial d'une embolie de l'artère rénale.

Dans les expériences que j'ai faites et où j'injectais directement par l'artère rénale de la poudre de lycopode délayée dans l'eau, j'ai toujours vu se produire sous mes yeux des taches blanches isolées, à contours irréguliers, persistantes ; et, quand au bout d'un, deux ou plusieurs jours, je sacrifiais l'animal, les lésions histologiques correspondaient toujours aux taches blanches.

Mais de ce que l'infarctus du rein est *anémique dès le début* dans la plupart des cas, doit-on en conclure qu'il en est toujours ainsi ? L'existence de l'hyperhémie après la ligature de l'artère rénale ne prouve-t-elle pas au contraire la possibilité de l'infarctus hémorrhagique ? On doit reconnaître cependant que la ligature de l'artère rénale n'est point l'équivalent de l'embolie d'une des branches de cette artère. M. Vulpian fait remarquer avec raison, d'accord avec M. Brown-Séquard, que l'on doit tenir compte dans les ligatures de l'innervation vaso-motrice. « Il est certain, dit-il, que la ligature de l'artère splénique isolée avec soin des nerfs qui lui sont accolés ne détermine pas de gonflement de la rate... Si l'isolement n'est pas complet, et si quelques filets nerveux sont liés en même temps que l'artère, il y a formation d'îlots de tuméfaction congestive, dans les points correspondants à la distribution des filets qui sont liés. » Et ce qui est vrai de la rate l'est également du rein.

Il est cependant des conditions qui rendent possible la production d'infarctus rouges à la suite de l'embolie de l'artère rénale. S'il est vrai que le reflux veineux ne peut exister que lorsque la pression sanguine dans la veine rénale est assez élevée pour vaincre la résistance des capillaires comprimées par les tubes urinifères, cette condition peut se trouver précisément réalisée dans la pathologie humaine dans le cas de lésions cardiaques complexes où la pression veineuse générale est élevée grâce à l'obstacle au cours du sang qui se trouve dans le cœur lui-même. Talma, Klebs, etc., ont donc tort de rejeter complètement l'existence des infarctus hémorrhagiques du rein. Mais ils nous ont appris à connaître la variété la plus fréquente de l'infarctus rénal, à savoir l'*infarctus blanc*.

Il nous reste maintenant à indiquer comment on doit comprendre l'évolution des phénomènes qui suivent l'oblitération d'une branche de l'artère rénale. Lorsqu'il existe des anastomoses suffisantes, la circulation se rétablit complètement dans le domaine du vaisseau oblitéré et il n'y a pas d'infarctus. Dans le cas contraire, même lorsqu'il existe

un certain degré de circulation capillaire, il se produit une
tuméfaction des cellules des tubes urinifères qui au bout de
quelques heures chasse par expression le sang contenu dans
les capillaires, lequel n'étant plus sollicité par la vis *a ter-
go*, a pu stagner pendant un certain temps (Talma). La déco-
loration de l'infarctus ne dépend donc pas de la désintégration tardive des cellules épithéliales et des éléments du sang.
C'est un phénomène précoce, initial du aux modifications
spéciales des épithéliums. Les altérations ultérieures sont
celles que nous connaissons : disparition du noyau, fusion
des cellules, calcification et atrophie finale. Elles intéres-
sent aussi bien les éléments des vaisseaux et du tissu conjonctif interstitiel que ceux des tubes urinifères.

Ces faits ne s'observent pas seulement dans les expériences faites sur les animaux ; ils se retrouvent dans la
pathologie humaine, et, en 1866, MM. Prévost et Cotard
ont présenté à la Société de biologie deux cas de calcification
de l'infarctus. Cependant lorsque sous des influences encore indéterminées, l'embolus a des propriétés phlegmasi-
ques la série des phénomènes est modifiée. C'est pour cela que
chez l'homme l'avenir des infarctus est en somme assez
variable.

Ils peuvent se terminer par gangrène. « C'est ce qui
a lieu lorsque la circulation s'arrête dans les vaisseaux qui alimentent les parties contiguës à un infarctus, de telle sorte que celui-ci ne peut plus recevoir de
matériaux nutritifs par imbibition. Enfin les infarctus
peuvent se terminer par suppuration (Vulpian). » Cette
terminaison, qui est la règle dans les cas d'infarctus
pyohémiques, pourrait même s'observer dans des cas
d'embolie tout à fait simples, d'après M. Vulpian, qui
a trouvé des infarctus suppurés du poumon et des reins
chez des chiens qui avaient subi une injection de graines

de tabac ou de pavot, *préalablement bien lavées,* dans le système artériel aortique. Il est évident, cependant, que dans ces cas l'embolus devait avoir des propriétés septiques.

Lorsque l'infarctus est hémorrhagique comme il l'est certainement quelquefois lorsqu'il y a une augmentation de pression dans le système veineux général, le sang retenu dans les veines et les capillaires se désorganise sur place au bout de quelques jours et il peut subir la dégénérescence graisseuse, ainsi que les épithéliums. C'est à ces cas, mais à ceux-là seulement que convient la description donnée par les auteurs classiques.

CHAPITRE III.

Par la congélation d'une mince couche de la surface du rein, on détermine des lésions qui, vu leur nature et leur évolution, présentent un certain intérêt, et que l'on peut rapprocher de celles que provoque l'anémie artérielle.

L'opération est fort simple et permet la survie indéfinie des animaux. Chez le lapin il suffit de faire une incision de 4 ou 5 centimètres de long sur le côté gauche de la paroi abdominale, immédiatement au-dessous des muscles lombaires. On évite facilement les intestins et le péritoine, et dès que le rein est mobilisé, on presse légèrement sur la paroi abdominale et l'organe fait hernie par l'ouverture que l'on a pratiquée. On applique alors sur un point de la surface une petite capsule en métal, contenant un mélange réfrigérant (un mélange de glace pilée et de sel, par exemple) ; ou bien si l'on veut refroidir une surface plus étendue, on dirige sur le rein lui-même — que l'on· a préalablement isolé en entourant le hile de gaze phéniquée recouverte d'une toile imperméable — un courant d'éther avec l'appareil de Richardson. Au bout de deux ou trois minutes on obtient un refroidissement suffisant et déjà la coque du rein a la dureté de la glace.

Dès que l'on cesse la congélation, la partie périphérique de la plaque congelée se congestionne avec intensité, et la congestion s'étend progressivement à toute la surface primitivement anémiée par le froid. La durée du dégel est également de 2 ou 3 minutes.

Le rein est alors rentré dans la cavité abdominale, et l'on suture la plaie avec du fil d'argent après avoir eu soin pendant toute l'opération de prendre des précautions antiseptiques.

Il sera bon si l'on opère en hiver, de réchauffer l'animal pendant une heure environ.

Si on sacrifie le lapin au bout de 24 heures la seule modification saillante que l'on observe porte sur la partie congelée. Elle est uniformément pâle et se sépare des parties saines voisines par une ligne de démarcation nette ; à sa périphérie il n'existe aucune congestion.

Sur une coupe du rein, cette plaque blanche a une épaisseur variable suivant le degré de congélation que l'on a cherché à obtenir, et dans mes expériences cette épaisseur n'a jamais dépassé 2 millimètres. Là encore elle tranche nettement sur les parties environnantes. Sa couleur est blanc jaunâtre avec quelques petits points rouges ; elle a un aspect sec et elle semble faire saillie au-dessus des parties saines. Le reste du rein n'est point congestionné et la pyramide a sa couleur blanc nacré normale.

Si on laisse vivre l'animal plusieurs semaines, les apparences macroscopiques sont différentes. On retrouve la même tache blanc jaunâtre, ocreuse, nettement séparée, à la surface et dans l'épaisseur du rein, des parties environnantes. La capsule est épaissie à son niveau et la tache elle-même peut être affaissée. Elle n'est pas granuleuse et le reste du rein, plus pâle qu'à l'état normal, est également lisse.

Mais il s'est développé des lésions secondaires dans les parties du rein qui sont en connexion anatomique avec la partie congelée, — la substance corticale sous-jacente est striée de lignes alternativement jaunâtres et rosées et la substance intermédiaire est vivement congestionnée, et cette congestion s'étend jusqu'à la base de la pyramide, dont le sommet conserve toujours néanmoins sa couleur blanche. Les autres parties du rein ont conservé leur aspect normal.

Examen histologique : Les lésions histologiques que l'on constate au bout de 24 heures portent exclusivement sur la partie congelée. Dans les tubes contournés, les cellules se sont fusionnées, elles ne contiennent plus de noyau, elles sont uniformément granuleuses et se colorent en jaune par le picro-carmin. Elles forment ainsi des cylindres qui remplissent complètement la lumière du tube. Les glomérules les plus superficiels ont déjà subi un commencement de désintégration, leurs noyaux ne se colorent point par le carmin et ils sont finement granuleux. Par suite du rétablissement transitoire de la circulation qui se produit immédiatement après la congélation, les globules blancs arrivent dans les capillaires, mais ils y restent emprisonnés quand, en raison de l'altération des parois artérielles, la circulation s'arrête définitinement. On les retrouve donc sur la coupe dans les interstices des tubes, mais ils se colorent mal, le carmin les imbibe d'une manière diffuse sans sélection. Les vaisseaux superficiels sont également nécrosés.

Mais, si l'on se rapproche des parties saines, on voit que les altérations se sont localisées exclusivement aux épithéliums et que les noyaux des vaisseaux intertubulaires et ceux des glomérules fixent le carmin comme à l'état normal. Les capillaires et surtout les veines sont gorgées de sang.

Les tubes droits qui sont compris dans le domaine de la congélation sont moins altérés que les tubes contournés. Ils contiennent néanmoins des cylindres granuleux qui dilatent leur cavité. Plus profondément les cylindres sont muqueux et les tubes présentent à leur début des altérations que je décrirai plus loin.

Ces lésions ne diffèrent donc pas essentiellement de celles que l'on obtient par une embolie ou une ligature de l'artère rénale. Ce sont celles de la nécrose de coagulation.

Prenons un autre cas où l'animal a survécu 18 jours, les lésions en évoluant ont changé d'aspect. Sur une coupe longitudinale, parallèle à l'axe du lobule, la substance corticale présente trois zones. Immédiatement sous la capsule, épaissie et infiltrée de noyaux, les tubes urinifères et les glomérules ont presque entièrement disparu ; ils sont remplacés par du tissu conjonctif embryonnaire ou modelé au milieu duquel on ne retrouve que de rares débris de tubes et de glomérules représentés par des noyaux qui ne diffèrent de ceux du tissu conjonctif que par leur groupement qui rappelle les formations dont ils dérivent.

Au-dessous de cette couche on trouve des îlots de tubes contournés dont le contour brillant fortement réfringent, finement granuleux, a un aspect vitreux et est envahi par la calcification.

La troisième zone est représentée par le tissu normal du rein qui n'offre d'altérations inflammatoires que dans les parties où il est immédiatement contigu à la zone mortifiée.

Mais il s'est développé des lésions secondaires qui dépassent le territoire congelé et même la substance corticale. Sur une coupe longitudinale examinée à un faible grossissement, on voit partir de la région nécrosée des rayons vivement colorés en rouge par le carmin qui traversent la substance corticale restée saine et se continuent dans la substance intermédiaire. Ces rayons correspondent nettement aux rayons médullaires et la couleur rouge qu'ils présentent tient à des modifications de l'épithélium des tubes droits et à un épaississement du tissu conjonctif qu'il est bon de décrire avec quelques détails.

Examinons d'abord une coupe transversale faite au niveau de la substance corticale restée saine.

Les glomérules sont normaux, la capsule de Bowman n'est point épaissie, ses cellules de revêtement sont en place, et sa cavité ne contient aucun exsudat.

Les tubes contournés ne présentent également aucune altération saillante ; le picro-carmin colore, comme à l'état normal, les noyaux de leurs cellules en rouge vif et le protoplasma en jaune ; et leur cavité, presque toujours virtuelle, ne contient pas de cylindres. Mais le centre du lobule rénal tranche nettement sur le reste de la préparation par sa vive coloration. Tous les tubes droits pourtant ne sont point également malades : à la périphérie de la tache rouge, il en est qui sont restés normaux.

Ce qui caractérise essentiellement l'altération des tubes droits, c'est l'atrophie avec régression nucléaire de leurs cellules ; c'est à peine si quelques grosses branches de Henle ont conservé un épithélium encore granuleux. Les tubes eux-mêmes se montrent sous deux états : ou rétractés, revenus sur eux-mêmes, n'ayant qu'une lumière virtuelle ou au contraire dilatés. Mais tous sont environnés de tissu conjonctif fibrillaire, infiltré de noyaux, du reste peu épais.

Pour étudier de plus près les altérations des tubes droits, il est bon d'examiner une coupe longitudinale. On voit alors que les tubes droits dilatés le sont irrégulièrement. Ils présentent dans leur longueur une série d'étranglements et de renflements, et au lieu de rester rectilignes ils sont devenus tortueux. Les étranglements toutefois tenant plutôt aux replis des tubes qu'à une véritable obstruction du conduit et il faut éviter de prendre pour une intersection réelle les apparences dues aux simples conditions de la

coupe. Les cellules qui tapissent ces tubes dilatées sont altérées ; leur protoplasma est très étalé, et la forme des noyaux est très modifiée. Ces noyaux sont du reste irrégulièrement distribués, ce que montre bien une coupe longitudinale ; là ils sont absents, là ils forment de véritables nids, correspondant sans doute à des foyers de prolifération et où ils sont devenus allongés, ovalaires ou même légèrement fusiformes, tandis qu'ailleurs ils tapissent régulièrement la paroi du tube, les cellules ayant été simplement aplaties sans avoir éprouvé de réaction inflammatoire.

La dilatation des tubes droits se voit dans les rayons médullaires et dans la substance intermédiaire ; mais c'est dans cette dernière région qu'elle atteint son maximum.

Je n'ai pu prolonger assez longtemps mes expériences pour déterminer à quels résultats définitifs aboutissent ces dilatations des tubes droits. Il est probable qu'elles ne donnent pas lieu aux kystes volumineux que l'on observe dans la néphrite interstitielle chez l'homme. D'après MM. Kiener et Kelsch ces derniers « résultent de la fonte épithéliale et graisseuse d'une portion de parenchyme, accompagnée d'une prolifération épithéliale plus ou moins active suivant les cas ». Mais je ne doute pas qu'elles ne soient l'origine de petits kystes microscopiques, allongés, tapissés d'une couche d'épithéliums aplatis et contenant des débris de cylindre, comme j'ai pu en observer avec M. Straus, dans le rein d'une malade dont l'uretère avait été oblitéré par un calcul.

Il est facile de préciser la signification des lésions qui portent sur la substance corticale, directement atteints par la congélation : ces lésions sont évidemment de même nature que celles qui suivent les oblitérations vasculaires. Le froid tue les épithéliums comme le fait l'anémie artérielle ; et comme les vaisseaux et le tissu conjonctif sont plus résistants que les épithéliums, la circulation se rétablit en partie ; et les mêmes phénomènes secondaires de nécrose, de disparition du noyau, de fusion et de calcification se produisent dans l'un et l'autre cas.

Au contraire je ne sais quelle explication donner des lésions à distance qui portent sur les tubes droits. On ne peut mettre en cause l'action directe du froid, puisque les tubes du labyrinthe qui entourent les rayons médullaires sont restés intacts.

On pourrait supposer que la destruction des tubes contournés qui ont été atteints par la congélation retentit sur les tubes droits qui sont en continuité avec eux, par un mécanisme analogue à celui que l'on invoque pour expliquer les dégénérescences secondaires dans le système nerveux.

Une autre hypothèse plus probable est que les tubes droits, appartenant au même territoire vasculaire que les glomérules et les tubes contournés avec lesquels ils sont en continuité, et que les vaisseaux de la région congelée ont assez résisté pour ne point amener par leur oblitération complète la nécrose des épithéliums des tubes droits, mais qu'en même temps ils ont été suffisamment intéressés par la congélation pour compromettre la nutrition régulière des éléments compris dans leur domaine.

J'ai noté ci-dessus, que la surface du rein était pâle, lisse, sans granulations, même au niveau de la partie congelée. Je ne puis cependant m'empêcher de penser que, si j'avais pu laisser les animaux survivre pendant plus longtemps, l'atrophie de la substance corticale sous-capsulaire et la sclérose des rayons médullaires coexistant avec l'intégrité du reste du labyrinthe eussent amené des rétractions ultérieures, se traduisant par un état chagriné de la surface du rein, c'est-à-dire, en fait, par des granulations.

On a déjà donné bien des interprétations des granulations que l'on observe dans le petit rein rouge. Contrairement à l'opinion ancienne, M. Charcot a reconnu que les granulations saillantes ne correspondent pas aux rayons médullaires conservés à peu près intacts au milieu du labyrinthe effondré, mais « qu'elles ne sont autre chose que des pelotons de canaux sains enserrés dans la gangue conjonctive de formation nouvelle qui, en raison de son pouvoir rétractile et de l'atrophie subie par les tubes qu'elle renferme, reste au-dessous du niveau qu'atteignent les parties constituantes du lobule restées saines » (*Revue de Médecine*, mai 1881). Or, si l'on remarque que dans la néphrite interstitielle chronique, les lésions ne sont pas uniformément réparties, que les colonnes de Bertin sont souvent à peine altérées, alors que la substance corticale est réduit à quelques millimètres d'épaisseur ; que la plupart des auteurs disent expressément que les glomérules les plus superficiels, sous-capsulaires, sont les premiers et le plus profondément altérés, il est permis de supposer que la destruction plus rapide des glomérules et des tubes contournés sous-capsulaires et la sclérose secondaire des tubes droits des rayons médullaires doivent contribuer à donner au petit rouge son aspect granuleux.

CHAPITRE IV.

LIGATURE DE LA VEINE RÉNALE.

REIN CARDIAQUE.

Le *rein cardiaque* est connu depuis longtemps, mais les descriptions qu'on en donne sont, en général, très abrégées. On insiste surtout sur la congestion, sur la dilatation des gros troncs veineux, sur la couleur rouge foncé de la substance corticale et des pyramides ; on note un certain degré d'épaississement du tissu conjonctif interstitiel, une dégénérescence graisseuse des épithéliums dans les dernières périodes du mal ; mais il semble qu'on ait surtout soin de montrer la différence qui existe entre ces altérations et celles de la néphrite interstitielle.

C'est qu'il existe une certaine défiance à l'égard de cette forme anatomique si bien définie théoriquement comme une congestion passive. La néphrite interstitielle étant presque toujours associée à des lésions complexes du cœur (hypertrophie, lésions valvulaires), on avait autrefois une tendance à faire dépendre la lésion rénale de la lésion cardiaque. Mais on s'est aperçu que la néphrite était souvent primitive, et il semble que l'on tombe aujourd'hui dans un excès opposé.

Il n'est donc point inutile de chercher si réellement un obstacle au retour du sang veineux, analogue à celui que détermine l'insuffisance cardiaque est capable de provoquer les lésions que l'on regarde comme une complication des maladies du cœur.

On a fait remarquer que des thromboses de la veine cave inférieure et des veines rénales avaient pu exister

longtemps pendant la vie sans que l'on trouvât à l'autopsie aucune altération des reins. Mais cela tient peut-être, comme le fait remarquer Cohnheim, à ce que ces thromboses se font très lentement et permettent l'établissement complet d'une circulation collatérale.

Cependant, c'est à la ligature de la veine rénale que l'on s'est adressé pour résoudre la question.

Une première réponse donnée par Buchwald et Litten fut que l'oblitération de la veine rénale se traduisait par une atrophie spéciale du rein, mais sans aucune prolifération du tissu conjonctif interstitiel. Voici ce qui se passe dans cette expérience. Immédiatement après la ligature de la veine rénale le rein se tuméfie considérablement, et acquiert plus du double de son poids primitif; les veines, les capillaires sont gorgés de sang et la circulation artérielle se trouve à ce point compromise que les glomérules peuvent être relativement exsangues et que même des districts du rein cessent de recevoir du sang artériel. Au milieu d'un rein congestionné on peut donc trouver des parties anémiées. Ailleurs il se fait de petites hémorrhagies; mais surtout il se fait une diapédèse active par laquelle les globules du sang s'épanchent dans le tissu conjonctif interstitiel et pénètrent même dans les canalicules urinifères où ils constituent des cylindres hématiques.

Au bout de quelques jours, le rein commence à diminuer de volume, le sang épanché se résorbe et au bout d'un mois, le rein est trouvé pâle, ratatiné et considérablement atrophié. Il a subi les mêmes altérations que l'on observe à la suite de l'anémie artérielle : La calcification a envahi la plupart des glomérules et des tubes contournés tandis que la substance médullaire atrophiée et sclérosée n'est point le siège de pareilles lésions dégénératives. La substance corticale elle-même n'est pas entièrement calcifiée.

Immédiatement sous la capsule, la sclérose a simplement étouffé les tubes et les gloméruies ; plus profondément une certaine épaisseur de substance est calcifiée et la même calcification se retrouve dans la partie qui limite la base des pyramides ; mais entre ces deux parties il existe une zone intermédiaire où le contenu des tubes est tombé dans une sorte de détritus granulo-graisseux non calcifié. Si l'on se rappelle que les phénomènes de la nécrose de coagulation liés à l'anémie artérielle ne peuvent se produire qu'autant qu'il circule dans le rein une certaine quantité de sang ou de lymphe, on comprendra ces différences dans l'aspect des lésions. Grâce aux vaisseaux que le rein reçoit des artères spermatiques par l'uretère, la nutrition de la pyramide n'a point été très compromise, car les échanges nutritifs dans les parties avoisinantes à la substance corticale ont été suffisants pour permettre à la nécrobiose de parcourir ses diverses étapes. Les vaisseaux capsulaires ont également entretenu un certain degré de circulations dans le cortex corticis ; tandis que les parties centrales de la substance corticale se sont trouvées privées de tout échange nutritif.

Un fait sur lequel je désire appeler l'attention c'est qu'entre la capsule du rein et la pyramide il existe des bandes étroites de tissu sclérosé qui correspondent sans doute à des vaisseaux restés perméables et qui témoignent de l'existence à l'état normal d'anastomoses vasculaires entre la capsule et les pyramides.

Dans les territoires calcifiés, il n'existe comme l'ont dit Buchwald et Litten aucune sclérose interstitielle ; mais il n'en est pas de même autour des vaisseaux ayant conservé un certain degré de perméabilité.

Ces altérations ultimes qui sont du reste presque identiques à celles que l'on provoque par la ligature complète

de l'artère rénale seule ou de l'artère et de la veine rénale
n'ont, comme on le voit, rien à faire avec la néphrite secondaire aux maladies du cœur.

Mais on doit reconnaître que ce procédé d'expérience ne répond en aucune façon au desideratum, car l'arrêt brusque et presque absolu de la circulation veineuse dans le rein n'est point l'équivalent de la stase sanguine du système veineux général, qui est le corollaire de l'insuffisance cardiaque. On se rapprochera, au contraire, des procédés de la pathologie en se bornant, comme l'on fait beaucoup d'auteurs depuis Robinson, à rétrécir simplement le calibre de la veine rénale au lieu de l'oblitérer complètement. C'est ainsi que Weissgerber et Perls ont pu observer la congestion du rein, l'infiltration du tissu conjonctif par les éléments du sang, la tuméfaction des épithéliums et la formation des cylindres.

Posner, Vorhoeve ont répété la même expérience, mais leurs animaux ne survivant que quelques jours, les résultats auxquels ils sont arrivés ont peu d'importance pour nous. M. François les a reprises dans le but précisément d'étudier « le rein cardiaque et l'œdème rénal ». Si ses conclusions sont exactes, comme je le crois, la description des faits présente quelques inexactitudes : dans un cas, par exemple, où l'animal avait survécu quatre jours à la ligature incomplète de la veine rénale, il dit que la capsule de Bowman est épaissie et qu'en certains points « elle a acquis un volume double ou même triple; que le tissu conjonctif interstitiel a considérablement augmenté et forme autour des éléments du rein des anneaux *fibreux*, qui dans certains points ont acquis une grande épaisseur ». Il est douteux que des lésions de cette nature et si prononcées aient eu le temps de se produire en quatre jours, et personnellement je n'ai pu constater à cette période que des phéno-

mènes de stase et d'œdème, sans prolifération véritable ni
épaisseur du tissu conjonctif.

Le 5 mars je jette un lien de soie sur la veine rénale gauche d'un lapin, sans exercer aucune striction, espérant que
le fil de soie déterminera par sa présence un peu de phlé-
bite et un rétrécissement secondaire du calibre de la veine.
Le 9, le lapin est tué par strangulation.

Les bords de la plaie sont réunis ; aucun point n'a sup-
puré et il n'existe également aucune inflammation autour du
rein. La veine rénale, quoique rétrécie, est parfaitement
perméable comme je peux le constater en faisant circuler
le sang avec la pointe d'un scapel. Le rein est volumineux
et sa couleur d'un rouge foncé. Une section allant de l'é-
corce au hile montre que la congestion quoique générale est
surtout intense au niveau de la substance intermédiaire.

Des fragments du rein sont mis pendant vingt-quatre
heures dans l'acide osmique au $1/^{ooo}$; d'autres dans l'alcool, d'autres servent à donner des coupes fraîches avec le
microtome à congélation. Voici les résultats de l'examen
histologique :

La lésion fondamentale consiste en une congestion extrême et généralisée des capillaires et des veines et en une
accumulation de cylindres dans les tubes urinifères.

Le bouquet glomérulaire est peu ou point congestionné.
Entre lui et la capsule il n'existe le plus souvent aucun exsudat ; on trouve seulement quelques rares globules
blancs.

Les cellules épithéliales qui tapissent la capsule sont
tuméfiées, mais il n'existe nulle part de desquamation. La
capsule elle-même est environnée, et le fait est constant,
d'une collerette de globules rouges disposés sur une,
deux ou trois rangées. Elle n'est point épaissie.

Les canalicules urinifères sont en général dilatés par des

cylindres qui aplatissent les cellules contre le paroi. Le degré de la dilatation est très variable : ici la lumière du tube très élargie est arrondie ; là au contraire elle a un aspect étoilé ; ce n'est que par places qu'on observe des tubes ne contenant point d'exsudat dans leur intérieur.

Les cellules sont uniformément pâles, et l'on ne peut saisir comme à l'état normal de différence entre la partie basale et la partie libre. Le noyau est toujours visible, volumineux et arrondi; il participe rarement à l'aplatissement général de la cellule. Dans les tubes qui sont peu ou point distendus par les cylindres, et ce sont le plus souvent des tubes contournés, les cellules présentent en général une dégénérescence graisseuse bien mise en relief par l'acide osmique; ce dépôt de graisse se fait surtout au niveau de la partie basale de la cellule. Ce n'est que d'une manière accidentelle que l'on voit des granulations graisseuses dans les tubes distendus par de gros cylindres et alors les cylindres eux-mêmes sont graisseux.

Les cylindres également se présentent sous différents aspects.

La plupart, colorés en brun par l'acide osmique, sont hyalins ou très finement granuleux. Leur périphérie se moule sur les cellules environnantes de telle sorte que les plus volumineux [sont à peu près régulièrement arrondis tandis que les plus petits présentent sur leur surface des dépressions et des crêtes répondant à l'empreinte des cellules. Ils emprisonnent par places des globules rouges et des leucocytes ; nulle part je n'ai pu constater les boules claires de M. Cornil.

Un petit nombre de cylindres ayant la même apparence fondamentale que les précédents sont remplis de très fines granulations graisseuses ; d'autres cylindres, également en petit nombre et paraissant occuper de préférence les tubes droits, ne sont point colorés par l'acide osmique, ils sont pâles sans granulations.

Enfin il y en a qui sont formés presque exclusivement de globules sanguins altérés, globules rouges et globules blancs.

Les artérioles sont vides de sang, les veines au contraire et les capillaires en sont gorgés. Les globules du sang, sortis des vaisseaux par diapédèse, infiltrent les espaces intertubulaires; çà et là on voit même de petits foyers hémorrhagiques microscopiques. Chaque tube, surtout dans les rayons médullaires ou dans la substance intermédiaire, est environné d'une collerette de globules rouges disposés sur une, deux ou trois rangées, ou plus, disposition que nous avons déjà notée autour des capsules da Bowman. Sur certains tubes les globules rouges ont pénétré entre la paroi propre et le revêtement épithélial.

A ce degré les lésions sont purement passives. Le tissu conjonctif interstitiel n'offre aucun signe de prolifération ; les tubes urinifères sont simplement écartés les uns des autres par l'exsudat. Quant aux épithéliums ils sont aplatis, déformés et c'est à peine s'ils trahissent un commencement de réaction. Ce n'est point d'eux que proviennent les cylindres, du moins ceux que l'acide colore en brun, car çà et là on peut retrouver le même exsudat dans la cavité de la capsule de Bowman. Les cylindres sont évidemment un produit de transsudation ou d'exsudation et non de sécrétion cellulaire (1).

« Cependant des phénomènes aussi voisins de l'inflammation vraie ne peuvent longtemps se produire au sein des tissus sans que ces derniers ne réagissent par des in-

____

(1) Voir à ce sujet l'excellente Revue critique de M. Lépine, in Revue de médecine, décembre 1882.

flammations chroniques. » (J.) Renault. Au bout de quelques jours en effet les globules sanguins sont résorbés ou éliminés ; dès la seconde semaine le rein est revenu à son volume normal et si on laisse survivre l'animal pendant un mois, comme je l'ai fait dans l'expérience suivante, voici ce l'on observe :

Le 18 janvier, je pratique une ligature incomplète de la veine rénale gauche sur un lapin jeune adulte, en prenant les précautions antiseptiques nécessaires. La plaie guérit sans suppuration et au bout de deux jours, l'animal a repris sa vivacité ordinaire. Il est tué par strangulation le 16 février.

Le rein droit est un peu plus volumineux qu'à l'état normal, ce qui indique un commencement d'hypertrophie compensatrice. Le rein gauche d'un gris pâle uniforme à la surface, est enveloppé dans une atmosphère graisseuse assez riche ; il est dur et se laisse couper difficilement et la surface de section se bombe comme si le rein était étouffé dans la capsule ; celle-ci est épaissie et la décortication est impossible. La surface du rein est lisse et l'on ne voit pas de kystes à l'œil nu. L'anémie de la surface se retrouve sur la section, et c'est à peine si la substance intermédiaire est plus rouge que le reste de l'organe. La pyramide est parcourue de fines striés jaunâtres jusqu'au sommet de la papille. Le cœur est sain, ainsi que le péricarde.

La veine rénale est presque entièrement oblitérée ; elle laisse passer cependant un petit filet de sang, mais elle est entourée de veinules collatérales dilatées par le sang.

Les glomérules moins volumineux qu'à l'état normal n'offrent d'ailleurs aucune altération appréciable. La capsule est très épaissie et infiltrée de noyaux, et ses cellules de revêtement ont proliféré. Entre la capsule et le glomérule il existe parfois un exsudat granuleux ; mais en général la cavité capsulaire est libre.

Les tubes urinifères sont atrophiés uniformément et les tubes contournés ne se distinguent des tubes droits que par leur situation: toutes les cellules ont subi la régression nucléaire ; et les tubes sont tapissés de cellules très petites pavimenteuses n'ayant qu'une mince couche de protoplasma autour du noyau. Sur une coupe, cependant, on rencontre par places quelques rares tubes contournés dont les cellules à protoplasma plus riche se colorent en jaune par l'acide picrique et témoignent ainsi d'une structure plus différenciée et plus voisine de l'état normal. Je n'ai point noté de dégénérescence graisseuse ; fait qui est loin d'être constant dans la néphrite cardiaque.

La plupart des tubes sont revenus sur eux-mêmes et leur lumière et purement virtuelle ; quelques-uns sont au contraire dilatés (tubes droits des rayons médullaires) et se trouvent précisément dans le voisinage des tubes contournés les moins altérés.

Dans quelques-uns on retrouve des cylindres hyalins extrêmement grêles.

Le tissu conjonctif interstitiel est très épaissi, et il se présente sous la forme de tissu fasciculé adulte, contenant des cellules plates dont le noyau se colore fortement par le carmin. La paroi propre des tubes, très épaissie également, se confond avec le tissu conjonctif ambiant.

La sclérose est telle que, sur une coupe, la distance qui sépare deux tubes voisins est presque aussi grande que le diamètre des tubes eux-mêmes.

Une coupe longitudinale de la pyramide montre que les rayons jaunes visibles à l'œil nu et qui farcissaient le tissu sont formés de débris granulo-graisseux provenant probablement des cylindres chassés des conduits supérieurs.

Les artérioles sont comprises dans le domaine de la sclérose; leur tunique externe est d'une épaisseur double ou triple ; mais l'endartère est normale ; elles sont en général vides de sang.

Les veines élargies ont au contraire été épargnées d'une manière absolue par la sclérose.

Nous avons dans ce fait la reproduction à peu près fidèle de ce qui s'observe dans la pathologie humaine. C'est dans la première période le même œdème passif ; dans la seconde la même néphrite interstitielle. Notre conclusion est donc la même que celle de MM. Hortolès et François ; elle est la même également que celle de M. Cuffer, bien que sous d'autres termes.

Voyons maintenant ce qui distingue cette néphrite secondaire de la néphrite interstitielle primitive.

En première ligne nous trouvons l'abence des granulations et ensuite l'absence d'atrophie.

Depuis les recherches de MM. Charcot et Gombault sur la *néphrite saturnine expérimentale* nous connaissons assez la pathogénie des granulations pour comprendre la raison de leur absence dans la néphrite cardiaque. La granulation correspond à une portion de parenchyme rénal qui a été épargnée, tandis que, tout autour, les tubes ont disparu en même temps qu'il s'est produit une végétation du tissu interstitiel. « Pour expliquer l'existence des granulations on peut faire deux hypothèses : ou bien tous les systèmes glomérulaires sont intéressés par la lésion, mais celle-ci est localisée sur une seule des pièces multiples qui compose chacun d'eux ; ou bien au contraire ceux qui sont intéressés, le sont dans toutes leurs parties, mais à côté d'eux s'en rencontrent d'autres qui ont été épargnés. » Or, comme les tubes sont en réalité malades dans toute leur longueur, on doit admettre la seconde hypothèse. Dans la néphrite primitive la lésion est donc disséminée ; elle prend les tubes urinifères les uns après les autres, isolément ; et la maladie est d'autant plus avancée que le nombre des systèmes glomérulaires affectés est plus considérable.

Dans la néphrite cardiaque, au contraire, la lésion est totale d'emblée, et, comme résultat, les éléments constitutifs de la granulation manquent nécessairement.

On dit de plus que les lésions de la néphrite cardiaque n'ont point de *tendance* à produire l'atrophie rénale. En fait, on a constaté que le rein cardiaque était peu ou point atrophié. Mais on ne doit point préjuger de la potentialité de la lésion. Si l'atrophie ne se produit point, c'est que la néphrite totale n'a point épargné de territoires qui suppléent les régions détruites. La mort arrive avant que les lésions aient eu le temps d'évoluer.

CHAPITRE V.

Les lésions histologiques du rein que produit la ligature de l'uretère dépendent de deux facteurs. L'un, *mécanique*, représenté par l'accumulation de l'urine dans les tubes urinifères et par la distension qu'elle exerce sur eux, est nécessaire et constant ; l'autre, *irritatif*, est lié à la qualité de liquide retenu ou au traumatisme dû à l'opération elle-même. Ce second facteur est accidentel, et si l'on prend les précautions convenables on peut arriver à déterminer les altérations créées par l'obstacle purement mécanique que l'on oppose au cours de l'urine.

I.

Les premières expériences de ligature de l'uretère ont été publiées par M. Aufrecht, en Allemagne, et par MM. Charcot et Gombault, en France, et leurs résultats ayant été concordants, je prendrai pour guide la description de MM. Charcot et Gombault.

« Cinq jours après la ligature de l'uretère, lorsque le bout supérieur de l'uretère est déjà notablement dilaté, mais ne contient encore qu'un liquide transparent et pauvre en éléments figurés, les coupes méthodiques pratiquées perpendiculairement à la direction des tubes droits, montrent qu'il s'est produit un changement dans l'état des tubes du rein. A peu près également le même dans les différents points de l'organe, il consiste en un certain degré d'aplatissement de l'épithélium des tubes collecteurs. En même temps, du côté des tubes à épithélium sombre, se produit un agrandissement de la cavité par simple diminution dans la hauteur des cellules sans changement essentiel dans l'aspect de leur protaplasma. Il est à noter que cette dilatation, plus prononcée dans les tubes droits que dans ceux du labyrinthe, semble progresser de la papille vers la profondeur du parenchyme rénal. Il semble donc qu'à cette période ce soient plutôt les lésions mécaniques qui dominent la situation; dans tous les cas, les modifications portent exclusivement sur l'épithélium, car il n'existe pas, à cette époque, trace d'irritation du tissu conjonctif. Un peu plus tard, le treizième jour, par exemple, alors que le liquide contenu dans l'uretère est devenu trouble, contient de nombreuses cellules et qu'on peut déjà noter un certain degré d'aplatissement de la pointe de la pyramide, des modifications beaucoup plus profondes doivent être relevées dans le tissu rénal. Dans la papille, la cavité d'un grand nombre de tubes collecteurs est remplie de cellules rondes, l'épithélium est aplati, tandis que plus haut, vers le point de jonction de la zone intermédiaire et de la papille, s'observe une dilatation parfois énorme des tubes collecteurs d'ordre secondaire et surtout des grosses branches de l'anse de Henle, dilatation qui se poursuit dans le prolongement de Ferrein et jusque dans le labyrinthe, où elle atteint certains tubes contournés. A ce moment, l'épithélium qui tapisse ces canaux a perdu son aspect sombre et la petite quantité de protoplasma qui reste autour des noyaux se colore en rose par le carmin. C'est alors que commence à se montrer la végétation conjonctive qui deviendra prédominante un peu plus tard. Vers le vingt et unième jour, la lésion est pour ainsi dire à sa période d'état dans le labyrinthe; plongés au sein d'une gangue conjonctive embryonnaire, les tubes du rein sont revêtus d'un petit épithélium cubique ; tandis que les uns sont encore dilatés, les autres aplatis sont sur le point de disparaître ; de plus, et c'est là une circonstance bien digne de remarque, la lésion est uniformément la même sur tous les points d'un même lobule ; il n'y a pas de granulation. Tandis que la capsule de Bowmann s'épaissit et se dilate, le glomérule demeure à peu près normal, et dans un cas où la ligature datait de huit mois, on pouvait les retrouver presque tous avec leur aspect habituel au sein d'un kyste quelquefois volumineux formé aux dépens de la capsule. (*Archives de physiologie*, 1881.) » Ailleurs ils notent que « de distance en distance, les leucocytes infiltrent le tissu en telle abondance, et sont tellement rapprochés les uns des autres, qu'on a sous les yeux de véritables abcès microscopiques (*Progrès médical*, 1878, p. 82). »

M. Aufrecht, sans insister beaucoup sur les phénomènes de dilatation des tubes urinifères, décrit (dans les trois premiers jours après la ligature) une inflammation parenchymateuse portant exclusivement sur l'épithélium qui se tuméfie et devient trouble et granuleux, en même temps que les canalicules sont distendus par des bouchons graisseux. A cette période le tissu conjonctif est intact ; mais dans les stades plus avancés il se développe une inflammation interstitielle subséquente ; et dès le sixième jour le tissu interstitiel est notablement augmenté de volume par l'apparition de nombreuses cellules renfermant un noyau rond ou ovale avec un amas volumineux de protoplasma Quelles que soient les différences de détail, la conclusion est a même que celle de MM. Charcot et Gombault, à savoir que la ligature de l'uretère provoque primitivement des lésions épithéliales, et secondairement une hyperplasie du tissu conjonctif interstitiel. Cette conclusion est en partie exacte et s'applique à une catégorie spéciale de faits; mais ce serait une erreur de la généraliser.

II.

En effet, si l'on pratique la ligature de l'uretère sur des animaux bien portants, si l'opération est conduite de manière à écarter tout élément inflammatoire, en ayant recours à l'emploi le plus rigoureux de la méthode antiseptique, et si les animaux opérés sont mis dans des cages saines et parfaitement propres, les résultats sont entièrement différents.

Ces résultats ont été exposés dans un travail à la collaboration duquel M. Straus m'a fait l'honneur de m'associer, et je vais les résumer brièvement.

A. Si l'on sacrifie l'animal par strangulation, six à huit heures après la ligature, on constate déjà au bout de ce court espace de temps une distension assez notable de l'uretère au-dessus du lien, ainsi qu'un élargissement du bassinet par l'urine accumulée. Le rein correspondant est plus volumineux et surtout plus pâle que le rein sain, lequel, au contraire, comparé au rein d'un animal normal, est un peu plus rouge et visiblement congestionné. Cette pâleur se retrouve sur la coupe du rein, surtout au niveau de la substance corticale et du sommet de la pyramide qui est d'un blanc presque nacré.

Sur des animaux sacrifiés à des époques variables du premier au vingtième jour après la ligature, le résultat macroscopique est analogue : dilatation de plus en plus considérable de l'uretère et du bassinet, augmentation apparente du volume du rein, pâleur de plus en plus accusée de l'organe. La forme du rein est modifiée et se rapproche de la forme globuleuse avec une saillie pyriforme constituée par le bassinet distendu. Si l'on pique l'uretère ou le bassinet il s'écoule un liquide parfaitement transparent (contenant toujours de l'albumine et des traces d'urée); en même temps le rein s'affaisse et se flétrit, et alors on constate que l'augmentation de volume est en partie due à la distension excentrique de l'organe par le liquide.

Le rein sectionné, selon son grand diamètre, montre les altérations suivantes :

La substance corticale, au lieu de la coloration rose foncée normale, offre une couleur gris pâle à peine rosée; en même temps l'épaisseur de la substance corticale est d'autant plus réduite qu'est plus éloignée l'époque à laquelle remonte la ligature.

La pyramide est plus diminuée encore de volume et la saillie de la papille s'efface progressivement. La pyramide est plus pâle que l'écorce, d'un blanc nacré vers le sommet. Au niveau de la substance intermédiaire, c'est-à-dire au niveau des arcades vasculaires, la teinte est un peu rosée.

On remarque, en outre, que la coupe de l'organe est humide, comme œdémateuse; et, cependant, quand on presse le rein entre les doigts, on constate que sa consistance est plus grande que celle du rein sain.

A partir de la fin du premier mois et pendant les mois suivants (nous avons laissé quelques-uns de nos animaux vivre plus d'une année), les résultats changent d'aspect.

A l'augmentation apparente de volume des premières semaines succède une diminution de volume de plus en plus accusée. Dans les stades avancés, la substance du rein forme comme un capuchon au-dessus du bassinet très distendu, et, à ce moment l'uretère, au-dessus du lien, dépasse le diamètre d'une plume d'oie

Autour du rein, surtout dans la région du bassinet et du hile, il se fait une accumulation de tissu adipeux.

La surface du rein, à quelque époque qu'on l'examine, est lisse, sans vestige de granulations. Cependant elle est vaguement lobée par quelques dépressions à peine accusées.

La capsule est peu ou point épaissie et le rein se décortique facilement.

Sur une section du rein dont l'uretère a été lié depuis quatre à cinq mois environ, on voit que la substance rénale est réduite à une simple coque de l'épaisseur de 2 à 3 millimètres. La distinction entre l'écorce et la pyramide n'est plus possible à l'œil nu. La saillie de la |pyramide, totalement disparue, est même remplacée par une dépression. L'atrophie est surtout marquée au niveau de la pyramide, si bien que, contrairement à ce qui existe à l'état normal, la plus grande épaisseur de l'organe correspond aux deux extrémités du grand diamètre.

Pas la moindre trace d'inflammation ni d'ecchymose sur la muqueuse du bassinet qui est pâle et lisse comme une séreuse.

Le liquide qui distend l'uretère et le bassinet, examiné au microscope, ne contient ni leucocytes ni globules rouges du sang ; il ne renferme pas non plus de bactéries ni de micrococcus ; et, à l'analyse chimique, on y constate la présence d'albumine en petite quantité et la présence d'urée.

B. Les lésions histologiques à la suite de la ligature de l'uretère présentent deux phases successives : une phase d'*ectasie* des canalicules, et une phase de *collapsus atrophique*.

La phase d'ectasie est caractérisée surtout par la dilatation rapide et progressive des tubes urinifères, depuis le glomérule jusqu'aux canaux collecteurs.

La dilatation est plus précoce et plus accusée sur les

tubes contournés que sur les rayons médullaires et sur les tubes collecteurs : ce qui s'explique aisément si l'on réfléchit que c'est au voisinage du glomérule que se fait la filtration, et que c'est là, en cas d'obstacle en aval, que doit régner la pression maxima. Au bout de huit à dix jours, l'ectasie est telle que les coupes du rein présentent un aspect aréolaire très frappant. L'augmentation énorme de la lumière des tubes, qui se traduit par cet aspect aréolaire de la coupe, reconnaît deux facteurs : 1° la dilatation vraie des tubes, 2° l'aplatissement excessif de l'épithélium de revêtement.

A cette période, il n'y a dans les espaces intertubulaires de la substance corticale ni infiltration cellulaire ni trace de sclérose. Dans les pyramides, où le tissu conjonctif intertubulaire est normalement assez abondant, il n'y a également ni hyperplasie conjonctive, ni infiltration nucléaire.

La deuxième phase, qui s'établit quatre à cinq semaines après la ligature, est caractérisée par le collapsus des tubes urinifères, tant contournés que droits; la dilatation ne persiste qu'en un seul point, sur la capsule de Bowman, qui peut subir une distension kystique considérable, le bouquet glomérulaire refoulé et atrophié n'en occupant plus qu'un des pôles.

Les tubes se rétrécissent et reviennent sur eux-mêmes. L'épithélium est réduit à un noyau circulaire entouré d'une mince couche de protoplasma, se colorant en rose par le carmin, et la lumière des conduits est effacée. Sur des coupes mal orientées, on pourrait être tenté d'admettre une infiltration nucléaire généralisée ; mais, à un examen plus attentif, on s'assure qu'à cette période encore les interstices intertubulaires n'offrent ni infiltration cellulaire, ni sclérose. Les membranes propres, visiblement épaissies il est vrai, par leur retrait élastique, sont juxtaposées.

Cependant, en deux points très circonscrits, il existe un processus scléreux manifeste : 1° autour des capsules de Bowman dilatées ; 2° autour des artérioles qui présentent une périartérite non douteuse.

En résumé, nous n'avons obtenu par la ligature de l'uretère que des lésions passives, purement mécaniques, et nous n'avons pu constater la tuméfaction trouble ni l'augmentation souvent énorme de volume des épithéliums qui caractérise les néphrites épithéliales proprement dites, et de même, dans les phases ultérieures, nous n'avons point vu se développer de néphrite interstitielle.

III.

Un moment de réflexion permet de comprendre pourquoi il ne se produit pas de néphrite interstitielle. L'accumulation de l'urine dans les tubes urinifères les dilate, et, par suite, comprime les vaisseaux intertubulaires, et ne laisse aucune place libre pour l'exsudation du plasma ou des éléments figurés du sang. N'ayant fait aucune expérience sur les lapins, je ne puis dire ce qui se passe chez eux ; il est possible que les conditions de la circulation veineuse soient différentes chez ces animaux de ce qu'elles sont chez le cobaye ; et c'est peut-être ce qui explique la *congestion initiale* du rein que M. Aufrecht note toujours à la suite de la ligature de l'uretère. Si une pareille congestion existe, — et je rappelle que nous avons toujours observé, au contraire, l'*anémie initiale*, — la pression sanguine doit contrebalancer aisément la pression dans les tubes urinifères ; ceux-ci se dilateront peu ou point, et un exsudat interstitiel pourra se produire. Dans un fait que nous avons rapporté, M. Straus et moi, dans notre mémoire des *Archives de physiologie* (p. 407), et dans lequel il s'était développé une néphrite interstitielle, il est certain que la dilatation des tubes urinifères était incomparablement moins grande que dans les autres cas.

Si MM. Buchwald et Litten ont obtenu, à la suite de la ligature complète de la veine, une atrophie simple du rein, avec absence complète de processus phlegmasique ou scléreux, il n'en est pas de même, comme nous l'avons vu, dans un paragraphe précédent, lorsque, au lieu d'une ligature complète, on se borne à ne rétrécir que le calibre de la veine rénale.

Mais, dans les faits publiés par MM. Charcot et Gombault, il entre en jeu d'autres éléments que des différences de pression dans les vaisseaux et dans les tubes urinifères. Il s'est développé dans le rein un véritable processus inflammatoire, affectant même par places le type suppuratif, puisque ces auteurs ont eu sous les yeux ce qu'ils appellent eux-mêmes de « véritables abcès microscopiques », et qu'ils ont noté que le liquide contenu dans l'uretère distendu était trouble et renfermait une grande quantité de globules de pus. Dans les cas d'Aufrecht, les choses se sont passées de même. Un certain nombre des animaux opérés par lui succombèrent même à une péritonite suppurative. Chez ceux qui survécurent, la suppuration de l'uretère et du rein était constante. Ainsi, sur le lapin n° IX du mémoire de M. Aufrecht (p. 55), il constata, « à l'ouverture de l'uretère, dans le voisinage du bassinet, l'issue d'un liquide purulent. Le bassinet était distendu presque jusqu'au volume d'une petite noix par du pus épaissi. A la surface du bassinet, trois ulcérations de la largeur d'une lentille ».

M. Charcot pouvait donc, avec raison, faire entrer les lésions qu'il provoquait par la ligature de l'uretère dans le cadre des *cirrhoses viscérales épithéliales ;* ne cherchant

point à s'opposer à l'introduction des agents inflammatoires, il produisait des lésions à la fois dégénératives et
irritatives, et ultérieurement une infiltration du tissu conjonctif par les éléments embryonnaires. Mais nous croyons
avoir montré qu'une lésion non irritative, — mais simplement passive — des épithéliums, n'entraîne pas par elle-
même de lésions *secondaires* du tissu conjonctif.

CONCLUSION.

Comme un fait expérimental n'a, en médecine, de valeur qu'autant qu'il trouve une application immédiate à la pathologie humaine, je vais examiner maintenant quels enseignements nous donnent les résultats consignés dans les chapitres précédents, lorsqu'il s'agit d'interpréter les lésions complexes du rein que l'on trouve chez l'homme.

Il est certain que la ligature de l'artère ou de la veine rénale ne corrrespond en rien à ce qu'on observe en clinique que la néphrite cantharidienne n'est point, comme chez les animaux, le résultat d'une intoxication suraiguë amenant la mort en quelques heures, et il est bien évident aussi que la congélation du rein n'est pas le pendant de la néphrite *a frigore*. Mais bien qu'il semble que ce soit là l'idéal du clinicien, l'expérimentation n'a point pour but principal de reproduire les maladies ou les lésions telles qu'on les observe à l'amphithéàtre. Elle cherche, au contraire, à produire des altérations élémentaires, à en suivre la marche et l'évolution, à saisir la dépendance, la filiation qui existent entre deux lésions concomitantes : son travail est tout entier d'analyse, et tant que sa tâche n'est pas achevée, il n'y a que les impatients qui puissent exiger d'elle une synthèse hâtive et prématurée. Cependant, il n'y a aucune raison pour que l'on ne puisse reproduire chez les animaux les lésions, même les plus complexes, qui se rattachent à une intoxication aiguë ou chronique ; et, précisément, les recherches de MM. Charcot et Gombault sur l'intoxication saturnine, de MM. Cornil et Brault sur l'empoisonnement

par le phosphore, de M. Cornil, de M. Browicz, etc,, sur
la néphrite cantharidienne, ont montré la possibilité de reproduire ainsi de toutes pièces des lésions absolument
comparables à celles que nous fournit la pathologie humaine. Mais le mérite des expériences de ce genre n'est pas
dàns cette reproduction, il réside tout entier dans l'étude
analytique qu'elles nous permettent de faire des lésions aux
différentes périodes de leur développement.

Dans un cas de néphrite interstitielle goutteuse, on trouve
dans les reins des lésions portant sur tous les systèmes et
tous les tissus : les glomérules, les tubes contournés, les
tubes collecteurs, l'anse de Henle, les veines, les artères
sont également intéressés quoique à des degrés divers. Si
l'on se bornait à l'examen d'un cas extrême de cette nature,
il serait naturellement impossible de déterminer lesquelles
de ces lésions sont primordiales, lesquelles sont secondaires. On compte, il est vrai, sur les accidents heureux, qui
pourraient nous montrer la lésion au début et aux différentes étapes qu'elle traverse. Mais il est beaucoup de la-
cunes qui sont comblées non par l'observation directe, mais
par des hypothèses et par des analogies. Grâce à l'expérimentation on peut au contraire, dans certains cas, suivre pas
à pas la marche de la lésion « en sacrifiant les animaux au
moment jugé convenable et en groupant les observations en
séries comparables (Charcot). C'est ainsi que MM. Charcot
et Gombault ont pu constater dans la néphrite saturnine la
première localisation de la lésion dans les tubes collecteurs
et autour d'eux, puis la formation des bandes de sclérose
péri-lobulaires, de celle des « tractus intermédiaires » ; et
qu'ils ont pu arriver à cette double conclusion : 1º que dans
les néphrites toxiques, le rein s'altérait pour ainsi dire
tube par tube, ou plutôt par système, mais qu'une fois ins-
tallée sur un tube la lésion l'envahissait rapidement dans

toute sa longueur ; 2° que la lésion était primitivement épithéliale et que les modifications qui surviennent du côté du
tissu conjonctif, s'établissaient consécutivement.

Il faut reconnaître toutefois que même dans ces conditions une analyse rigoureuse est bien difficile et que le problème reste encore trop complexe. Les vaisseaux du rein,
et, par suite, le tissu conjonctif, les glomérules et les tubes
urinifères subissent simultanément et directement l'action
de la substance toxique ; mais, par suite d'un degré différent de vulnérabilité, les lésions peuvent apparaître plus
rapidement sur certains points, plus tardivement sur d'autres, ce qui ne veut point dire qu'ici elles sont primitives
et là secondaires.

De ce que les premières modifications histologiques ont
porté, dans la néphrite saturnine, tout d'abord sur l'épithélium, on n'est pas autorisé à admettre la subordination
des altérations conjonctives aux altérations épithéliales.

Pour édifier la théorie des cirrhoses viscérales épithéliales, si magistralement conçue par M. Charcot, il est donc
nécessaire de chercher d'autres preuves. Il faudrait, en un
mot, faire porter directement sur les épithéliums l'action
morbide sans l'intermédiaire des vaisseaux ou du tissu
conjonctif.

On a vu, dans le paragraphe consacré à la ligature de
l'uretère, que MM. Charcot et Gombault avaient constaté
dans leurs expériences une prolifération inflammatoire manifeste des cellules de revêtement des tubes collecteurs et
qu'à ce moment (vers le treizième jour), la végétation conjonctive commençait à peine à devenir apparente, tandis
qu'elle devenait ensuite le fait prédominant. La difficulté
semble donc résolue : sous l'influence de l'altération de
l'urine accumulée dans les tubes urinifères, l'épithélium
s'enflammait primitivement, et le processus morbide dont

il était le siège s'étendait au tissu conjonctif sous-jacent.
Réduite à ces termes, la proposition ne peut être contestée,
mais nous croyons avoir démontré, M. Straus et moi, que
lorsque la lésion épithéliale avait un caractère passif, non
inflammatoire, le tissu conjonctif sous-jacent ne présentait
aucune réaction.

Cette absence de réaction du tissu conjonctif en face d'altérations épithéliales dégénératives également est démon-
trée par les expériences de Litten, de Grawitz et Israël; l'a-
némie artérielle temporaire tue sur place les épithéliums
des tubes urinifères de la substance corticale, et, au milieu
d'éléments nécrosés et même calcifiés, les vaisseaux restent
perméables pendant longtemps et le tissu conjonctif n'est
le siège d'aucune prolifération.

Les expériences de MM. Cornil et Brault sur l'empoisonnement par le phosphore à l'arsenic n'ont pas un moindre intérêt : « Au quatrième jour de l'empoisonnement l'é-
pithélium des tubes contournés est presque complètement
détruit. Déjà les cellules ne présentent plus de contour net
que du côté de la lumière du tube. Elles sont, en effet, con-
fondues par leurs bords ; leurs noyaux, s'ils existent, sont
perdus au milieu des grosses granulations graisseuses qui
infiltre leur protoplasma. » Nulle part il n'existe de lésion
interstitielle.

Tant qu'il s'agit de lésions nécrobiotiques ou dégénératives des épithéliums du rein, celles-ci n'entraînent donc
point nécessairement à leur suite des altérations secondaires du tissu conjonctif. Aussi, dans sa définition des
cirrhoses viscérales épithéliales, M. Charcot a-t-il formel-
lement noté la nature *irritative* de la lésion épithéliale (*Revue mensuelle*, 10 juin 1881). Mais c'est là une réserve que
n'ont point fait la plupart de ceux qui ont accepté ses idées,
en les exagérant. Leur erreur tient peut-être aux notions

incomplètes que l'on possède sur l'inflammation des épithéliums. La tuméfaction trouble des cellules, leur état vacuolaire, leurs sécrétions muqueuses, sont-elles l'exposant d'un processus phlegmasique, c'est-à-dire irritatif? Ou bien, pour caractériser l'inflammation épithéliale, la prolifération nucléaire doit-elle être présente? Ce sont là des problèmes sur lesquels l'accord n'est pas fait jusqu'ici.

En tout cas, si l'on donnait le nom d'inflammation à l'état catarrhal des tubes collecteurs, des rayons médullaires et de la pyramide que nous avons vu se développer chez un lapin soumis à l'empoisonnement lent par la cantharidine, on devrait reconnaître que là encore la lésion épithéliale est restée isolée, sans infiltration ni épaississement secondaire du tissu conjonctif péri-tubulaire.

Enfin, si l'on considère que dans une néphrite les lésions épithéliales sont souvent généralisées à toute l'épaisseur de la substance corticale, tandis que les lésions conjonctives se limitent à certains territoires, par exemple au voisinage des artères, des glomérules et au centre des lobules, on est conduit à admettre qu'une néphrite épithéliale pourrait exister d'une manière indépendante au moins pendant un certain temps, et que, d'autre part, la raison de la prolifération conjonctive peut se trouver ailleurs que dans l'irritation épithéliale.

Jusque dans ces dernières années on faisait même jouer au tissu conjonctif un rôle prépondérant dans l'évolution des néphrites. C'était lui qui par sa prolifération étouffait les cellules de revêtement des tubes urinifères amenant leur atrophie, et en revenant sur lui-même, l'atrophie totale du rein. Dans cette conception on regardait les artérioles comme le centre du foyer inflammatoire et c'était d'elles que partaient les bandes du tissu fibroïde qui pénétraient entre les tubes urinifères pour se substituer à eux

Germont.   5 progressivement. « Les lésions épithéliales, dit M. Hortolès, sont, même lorsque l'épithélium a été impressionné en premier lieu, des résultats de la suite du processus inflammatoire qui sont développés le long des vaisseaux et aux dépens du rudiment du tissu conjonctif qui partout les suit dans leur distribution. « Ceci revient à dire que les lésions interstitielles dominent tout dans l'histoire des néphrites.

M. Charcot a bien montré que c'était à tort que l'altération des artères était considérée comme le fait initial, « attendu que la lésion dont il s'agit ne se voit pas, du moins à l'origine, et que parfois même, dans la cirrhose rénale de l'homme, à une période avancée, elle peut faire défaut complètement ».

Un autre fait qui est également opposé à l'idée d'une périartérite primitive, c'est que cette lésion peut se développer dans des cas de sclérose généralisée où le point de départ est manifestement en dehors des artères, comme le montrent les expériences de ligature septique de l'uretère et de ligature de la veine rénale ; et que, d'autre part, la périartérite est un phénomène banal qui peut rester isolé au milieu d'un tissu qui ne présente par ailleurs aucune trace de sclérose, par exemple dans l'atrophie rénale consécutive à la ligature de l'uretère.

Si la théorie artérielle de la néphrite interstitielle chronique est si séduisante, c'est qu'elle s'appuie sur des considérations étiologiques généralement acceptées. On remarque que la néphrite interstitielle est le plus souvent associée à l'athérome artériel généralisé et qu'il existe dans ces cas une sorte de diathèse fibreuse qui porte son action non seulement sur les vaisseaux du rein, mais sur ceux du cœur, du cerveau, de la rate, du foie, etc. (Gull et Sutton, Debove et Letulle, Lanceraux, Brault, etc.). Quand même ce rapport étiologique entre la néphrite interstitielle et l'athérome serait vrai — et les recherches récentes d'Oscar Israël permettraient de soutenir la proposition contraire (1) — on devra encore éviter de confondre le point de vue étiologique avec le point de vue anatomique. Mais je ne veux point insister davantage sur ce point, car je me trouverais entraîné à étudier la théorie des scléroses en général, ce que je ne puis faire ici.

Cependant il est nécessaire de dire quelques mots de la néphrite glomérulaire qui a été d'abord mise en relief par les travaux de Klebs, de Kelsch et qui est aujourd'hui, plus que jamais, à l'ordre du jour. Dans cette forme de néphrite la lésion intéresserait d'abord le glomérule (glomérulite desquamative ou interstitielle) et compromettrait secondairement, en créant un obstacle au cours du sang dans les vaisseaux efférents, la vitalité des épitheliums des *tubuli contorti* et des tubes droits. Dans ces cas, l'altération épithéliale n'aurait point les caractères d'une véritable in-inflammation, mais serait de nature dégénérative. Certains auteurs (Klebs par exemple) prétendent même qu'il n'y aurait, au sens propre du mot, qu'une seule variété de néphrite, la néphrite interstitielle.

J'ai essayé à plusieurs reprises de provoquer des oblitérations vasculaires limitées, autant que possible, au glomérule, de manière à observer, *de visu*, les altérations secondaires qui pourraient se développer dans le rein. Bien que je n'aie réussi qu'à produire des infarctus intéressant au mois un lobule entier, je crois que l'on ne devra point abandonner cette recherche. Mais d'un autre côté la congélation de la couche superficielle du rein m'a donné

(1) O. Israël. Expérimentelle Untersuchungen über den Zusammenhang zwischen Nierenkrankheiten und secondären des Circulationssystems. Virchow's Arch. 1881, Bd 86, p. 299.

des résultats partiels sur lesquels je demande la permis-
de revenir. Nous avons vu que l'action du froid déterminait *in situ* la mortification des épithéliums et des vaisseaux les plus superficiels, et que plus profondément les
épithéliums étaient seuls atteints, tandis que les vaisseaux
et les glomérules restaient intacts. Mais il se produit dans
ces cas des lésions à distance appréciables dès les premiers
jours et qui portent sur les tubes droits des rayons médullaires et de la substance intermédiaire dans des conditions
qui montrent que l'action directe du froid n'a pu se faire
sentir jusque-là. Les épithéliums ont subi des altérations
diverses, aplatissement, état vacuolaire, sécrétion muqueuse, régressions nucléaires ; les tubes sont ou dilatés
ou revenus sur eux-mêmes, et, d'autre part, le tissu conjonctif périphérique s'est épaissi et infiltré de noyaux embryonnaires. Quelle que soit la raison intime de ces lésions,
elles nous montrent que lorsque l'extrémité corticale d'un
système glomérulaire est atteinte dans sa vitalité ou dans
son fonctionnement, le reste du tube peut se modifier secondairement dans une partie de sa longueur. L'expérience
célèbre de Heidenhain peut nous aider à trouver une explication logique — je ne dis pas réelle — de ce fait. Lorsque
l'on supprime la fonction glomérulaire par la section de la
moelle épinière ou par la cautérisation d'une certaine
épaisseur de la substance corticale du rein avec un crayon
de nitrate d'argent, et que l'on introduit dans la circula-
lation genérale du sulfate double d'indigo et de soude, les
épithélium striés se chargent de la couleur bleue ; mais cette
substance n'est point balayée par l'eau qui devrait venir
des glomérules. Les mêmes conditions se trouvent en partie réalisées, lorsque au lieu de cautériser la substance corticale on la soumet à la congélation ; et il est aisé de comprendre que les épithéliums striés des branches de Henle

sont encombrés par les produits d'excrétion qui s'accumulent à leur niveau, et qu'il se produise rapidement ces lésions d'ordre dégénératif que j'ai signalées.

Comme on le voit, l'expérimentation pourrait fournir un appui aux conceptions qui se rattachent à la néphrite glomérulaire ; mais il serait bon de serrer la question de plus près, en tenant compte par exemple du rétablissement de la circulation dans les tubes contournés par l'intermédiaire des vaisseaux corticaux directs.

Je ne crois pas, en tout cas, que les faits où l'on trouve associée une glomérulite et une néphrite parenchymateuse généralisée permettent dès maintenant de résoudre le problème. Si l'on se reporte, par exemple, au fait que j'ai cité de néphrite cantharidienne où les lésions histologiques se traduisaient par une glomérulite une périglomérulite à divers degrés d'évolution, par une infiltration nucléaire périartérielle et une néphrite parenchymateuse généralisée, on pourrait supposer qu'il s'agit bien là d'une glomérulo-néphrite primitive et que les lésions épithéliales sont secondaires. Mais il suffit de se rappeler que sous l'influence de la même cause, — l'intoxication cantharidienne, — les mêmes lésions épithéliales peuvent exister isolément indépendamment de toute altération conjonctive ou vasculaire, — car la desquamation de la capsule de Bowman et l'exsudat intra-capsulaires décrits par M. Cornil sont loin d'être constants ou étendus dans l'empoisonnement qui dure huit ou quinze jours.

Dans l'état actuel de nos connaissances il est donc difficile de préciser les rapports de dépendance qui existent entre les altérations épithéliales et les altérations conjonctivo-vasculaires. Tantôt les unes prédominent, tantôt les autres ; mais presque toujours elles existent simultanément. Cette complexité des lésions explique pourquoi on a actuellement une tendance manifeste à abandonner de l'ancienne classification dichotomique des néphrites en néphrite parenchymateuse et néphrite interstitielle et elle nous explique en même temps le succès du mot *néphrite mixte*. L'ancienne classification, si elle n'est plus admissible sous la forme absolue qu'on lui donnait, a du moins le mérite de reposer sur les données scientifiques de l'anatomie et de l'embryologie générales. Elle reste vraie si on l'applique aux lésions dans leur genèse au sein du parenchyme rénal, au lieu de l'appliquer aux lésions déjà adultes des néphrites chroniques où les phénomènes primitifs sont obscurcis et en partie d'ordre différent.

INDEX BIBLIOGRAPHIQUE.

Aufrecht. — Die diffuse Nephritis, etc., Berlin, 1879. — Schrumpfniere durch Cantharidin-Injectionen. *Centralblatt für die Med. Wissenschaft*, 25 novembre 1882, n° 47.

Brault. — Contribution à l'étude des néphrites. Thèse, 1881.

Brault. — Des formes anatomo-pathologiques du mal de Bright. *Archives de médecine*, 1882.

Browicz. — Experimentelle Beitrag zur Histologie der acuten Nephritsi. *Centralblatt für die Med. Wissenschaft*, 1879.

Buchwald et Litten. — Ueber die Structurveraenderungen der Niere nach Unterbindung ihrer Vene, *Virchow's Archiv*, Bd 66.

Charcot. — Cours de la Faculté. *Progrès médical*, 1878.

Charcot. — Maladie de Bright et néphrite interstitielle. *Revue mensuelle*, 1881.

Charcot et Gombault. — Note relative à l'étude anatomique de la néphrite saturnine expérimentale. *Archives de physiologie*, 1881.

Cohnheim. — Vorlesungen über allgemeine Pathologie, 1877-80.

Cornil. — Recherches histologiques sur l'action toxique de la cantharidine. *Journal de l'anatomie et de la physiologie*, 1880.

Cornil et Brault. — Recherches histologiques relatives à l'état du foie du rein et du poumon dans l'empoisonnement par le phosphore et l'arsenic. *Journal de l'anatomie et de la physiologie*, 1882.

Cornil et Ranvier. — Manuel d'histologie pathologique, 2ᵉ vol.

Cuffer. — *France médicale*, 1878.

François. — Contribution à l'étude du rein cardiaque et de l'œdème rénal. Thèse de Montpellier, 1881.

Grawitz et Israël. — Experimentelle Untersuchungen über den Zusammenhang zwischen Nierenerkrankung und Herzhypertrophie. *Vichow's Archiv.* 1879, Bd 77.

Hortolès. — Etude du processus histologique des néphrites. Thèse de Lyon, 1881.

Lefeuvre. — Etude physiologique et pathologique sur les infarctus viscéraux. Thèse 1867.

Lépine. — Sur l'albuminurie dépendant des modifications de la circulation rénale. *Revue de médecine*, 1882.

Litten. — Untersuchungen über den hæmorrhagischen Infarct. *Zeitschrift für klinische Medicin*, Bd. 1. Heft, I,

Von Platen. — Experimentelles über fettige Degeneration der Nierenepithelien. *Virchow's Archiv*, Bd 61, 1877.

Prévost et Cotard. — Etudes physiologiques et pathologiques sur le ramollissement cérébral, 1866.

Robinson. — Medico-chirurgical Transactions, tome XXVI, 1843.

Straus et Germont. — Des lésions histologiques du rein chez le cobaye à la suite de la ligature de l'uretère. *Archives de physiologie*, 1882.

Talma. — L'occlusion des artères rénales et ses conséquences. *Zeitschrift für klinische Medicin.* 2e vol., 3e fascicule.

Vulpian. — Etudes sur la pathologie expérimentale des concrétions sanguines de l'appareil circulatoire. *Ecole de médecine*, 1875.

Weisgerber et Perls. — Beitrage zur Kenntniss des Entstehung des sogenannte Fibrincylinder, etc. *Archiv für experiment. Pathologie und Pharmak.* Bd 6, 1876.

Zielonko. — Uber den Zusammenhang der Veraenderung der Aorte und Erkrankung des Nierenparenchyms. *Virchow's Archiv*, Bd 61, 1874.

www.ingramcontent.com/pod-product-compliance
Ingram Content Group UK Ltd.
Pitfield, Milton Keynes, MK11 3LW, UK
UKHW020936120726
13693UKWH00003B/1369